암, 산소에 답이 있다

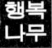

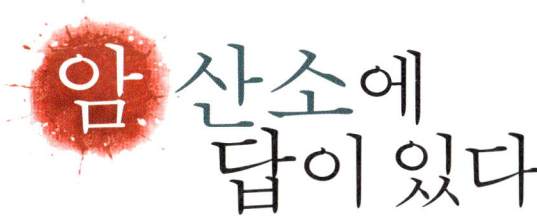

윤태호 지음

저 자 서 문

항암치료를 받고 있는 암 환자라면, 자신의 주치의에게 암의 원인이 무엇이냐고 반드시 질문해 보아야 한다. 만약 이 질문에 대하여 분명하게 답을 하지 못한다면 그 치료는 환자를 위험에 빠뜨릴 수 있는 치료일 가능성이 농후하다. 모든 질병은 원인을 알아야 치료할 수 있기 때문이다. 어떤 질병에 걸렸을 때 그 원인을 모르고 치료하는 것은 주소도 없이 친구의 집을 찾아가는 것과 같다. 주소를 모르고 어찌 집을 찾아갈 수 있겠는가?

그런데 2008년 미국 의학계NCI는 현대 의학이 암과의 전쟁에서 패배를 선언했다. 그들은 "암이 왜 발생하고 어떻게 확산하고 전이되는지 도무지 알 수 없다"며 암과의 전쟁에서 패배를 선언한 것이다. 암의 본질에 대하여 전혀 알지 못한다는 것이다.

일본 의학계의 '신의 손'이라는 도시히코 야야마 박사도 암세포를 아무리 잘라내고 잘라내도 암이 재발한다며 메스를 버렸다고 한다. 그리고 전 세계 많은 암 전문가들이 암으로 사망하고 있으며 우리나라 의대 교수들은 일반인보다 암에 3배나 더 많이 걸린다는 사실이 알려져 충격을 주고 있다. 전 세계 의학계는 아직 암에 대하여 바르게 알지 못하고 있으며 현재 대다수 암 환자들은 암의 원인을 모르는 사람들에게 자신의 생명을 맡기고 있다.

모든 질병은 원인을 알아야 치료할 수 있는데 수술, 항암제, 방사선, 색전술과 같은 현대 의학의 주요 암 치료 방법들은 암의 원인을 치료하지 않는다. 단지 이미 발생한 암세포를 제거할 뿐 암이 발생한 원인을 치료하지 않는다. 따라서 이전에 암이 발생했던 원인으로 인해 암은 다시 재발한다. 그리고 더욱 큰 문제는 대다수 암 환자에게 처방하는 항암제는 사람을 죽음에 이르게 하는 세포독성 물질이며 치명적인 발암제라는 사실이다.

안타까운 것은 환자들이 이 사실을 제대로 모른다는 것이다. 그들은 "항암치료를 받았는데 재발했다. 전이됐다." 혹은 "부작용으로 죽을 것만 같다."고 말한다. 그러면서도 자신이 항암치료를 받기 이전보다 왜 그렇게 고통스럽고 몸이 나빠졌는지, 그러한 처방이 자신의 몸에 어떤 영향을 주는지 알려고 하지 않고 "제발 좀 처방해 해달라."고 애원한다.
자신의 몸이 보내는 신호를 무시하고 단지 전문가의 처방이라는 이유만으로 막연한 기대감에 목숨을 내놓고 있는 환자들을 보면 참으로 안타깝기 그지없다.

많은 사람이 '암은 죽는 병'이라고 알고 있는데 그것은 오해다. 인간은 불과 몇 그램의 세포에 이상이 있다는 이유로 죽지 않는다. 양팔, 양다리가 없이도 생명에 지장 없이 잘 사는 사람이 적지 않다. 하물며 몸의 5,000분의 1도 안 되는 작은 암세포로 인해 죽지 않는다. 암 환자가 죽는 이유는 죽음과 거의 상관이 없는 작은 암세포를 죽이려다가 나머지 정상 세포가 다치기 때문이다.

암은 제거한다고 해서 벗어날 수 있는 질병이 아니다. 제거해도 원인을 그대로 둔 상태라면 재발하는 것은 시간문제다. 그리고 재발한 암은 처음과는 비교할 수 없을 만큼 치명적이다. 그러한 치료 방법은 몸 전체에 중한 산소결핍을 만들기 때문이다. 암은 원인을 치유해야 재발하지 않고 암에서 벗어날 수 있다.

암으로 인한 통증은 세포가 산소를 공급해 달라는 신호다. 세포가 원하는 산소결핍 문제를 해결해 준다면 암세포는 정상적인 세포로 다시 돌아온다. 정상으로 돌아온 세포는 더 이상 고통을 호소(통증)하지 않는다. 암을 극복한 사람들은 예외 없이 본인이 알고 했든 모르고 했든 산소결핍 문제를 해결하여 암을 극복했다.

암세포를 죽이는 방법으로는 절대로 암을 극복할 수 없다. 암은 죽여야 하는 대상이 아니고 살려야 한다. 암세포를 살리는 방법으로 접근하면 정상 세포도 더욱 건강해진다. 밭이 오염되어 일부 작물이 비실거린다는 이유로 아예 죽여 버리겠다고 밭을 더욱 오염시키면 비실거리던 작물도 죽지만 멀쩡하던 작물도 죽는다. 하지만 오염원을 제거하면 비실거리던 작물도 회복되고 멀쩡하던 작물은 더욱 건강해지는 것과 같은 원리다.

이 책은 암이 무엇인지, 왜 발생하는지, 치료 방법은 무엇인지를 명쾌하게 설명한다. 흔히 암과 관련해 거론되는 스트레스나 흡연, 활성산소, 화학약품, 방사선, 중금속과 같은 요소들이 암의 직접 원인인 '산소결핍'과 어떻게 연관되어 있고, 녹차나 마늘, 인삼과 같은 항산화 식품을 섭취하면 어떤 메커니즘을 통해 '산소결핍'이 해소되어 암이 치료되는지를 원리적으로 누구나 이해할 수 있을 것이다.

  그동안 암에 관하여 나름대로 공부를 한 사람이라면 아마 소름이 끼칠 것이다. "이렇게 쉽고 명쾌할 줄이야!" 하고 말이다. 이 책은 암 환자는 물론 암을 연구하는 사람들에게도 암의 본질을 이해하는 데 도움을 줄 것이다.

  이 책을 쓰는 매 순간 지혜를 주신 하나님께 모든 감사를 드린다.

  이 세상에서 암으로 억울하게 죽는 사람이 없기를 바라는 마음을 담아.

저자 **윤 태 호**

목차

저자 서문 …… 04

1 현대 의학, 암 치료에 실패하다
1. 많은 암 환자가 죽고 있다 …… 14
2. 국내 암 치료율 향상은 통계 오류다 …… 19
3. 암 전문의들은 항암치료를 받지 않는다 …… 24

2 현대 의학이 실패한 이유
1. 암의 원인을 모른다 …… 30
2. 암의 원인을 찾지 않는다 …… 34
3. 현대의학적 암 치료는 100% 재발한다 …… 37
4. 암의 원인을 치료해야 한다 …… 40

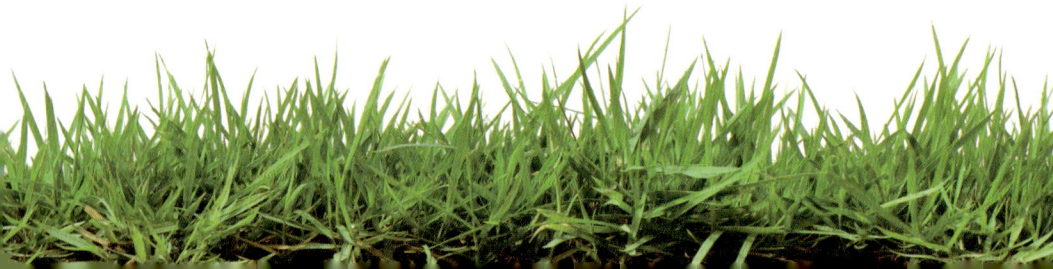

3 암의 근본 원인을 밝힌다

1. 암의 원인, 논리로 규명하다 …… 48
2. 세포의 대사와 암 …… 55
3. 암의 원인 산소결핍, 가설의 검증 …… 58
4. 암이 잘 발생하는 장기와 그 이유 …… 64
5. 산소결핍과 인체의 반응 …… 67
6. 산소결핍 상태와 암 발생 단계 …… 69
7. 모든 암은 산소결핍이 원인이다 …… 75

4 암의 연계요인

1. 면역과 암 …… 82
2. 활성산소와 암 …… 86

5 암을 유발하는 세부요인

1. 암을 유발하는 인체 구조 …… 94
2. 암을 유발하는 환경적 요소 …… 99
3. 암을 유발하는 식생활 …… 107
4. 암을 유발하는 정신적 요소 …… 118
5. 기타 발암 요소 …… 123
6. 생활방식과 암 발병 …… 128

6 암을 예방하고 치료하는 자연요법

1. 산소 공급량을 늘려라 …… 136
2. 산소 전달능력을 높여라 …… 146
3. 산소 흡수력을 높여라 …… 173
4. 세포의 산화를 막는다 …… 178
5. 산소결핍 해소를 통한 암 치유 정리 …… 183

7 | 소금은 최고의 항암제
1. 소금과 물과 건강 …… 188
2. 소금의 기능과 역할 …… 194
3. 소금은 최고의 산소 전달자 …… 196
4. 소금은 면역력을 높인다 …… 198
5. 소금의 암 발생 분석 오류 …… 207

8 | 면역력을 통한 암치유
1. 면역력을 향상시키는 방법 …… 216
2. 산소 공급을 통한 면역력 높이기 …… 219
3. 영양 공급을 통한 면역력 높이기 …… 221

9 | 비판하고 비판 받아야 발전한다
1. 암에 대한 혼란스러운 의학 정보 …… 226
2. 논리가 없으면 판단할 수 없다 …… 228
3. 논리로 말하고 논리로 비판해야 발전한다 …… 231

10 | 현대 의학의 암 치료방법과 인체 영향
1. 수술요법과 인체 영향 …… 236
2. 화학요법과 인체 영향 …… 230
3. 방사선요법과 인체 영향 …… 247
4. 색전술과 인체 영향 …… 250
5. 냉동요법과 인체 영향 …… 252
6. 암세포를 사멸시키는 면역요법 …… 254
7. 부작용 없는 온열요법 …… 256

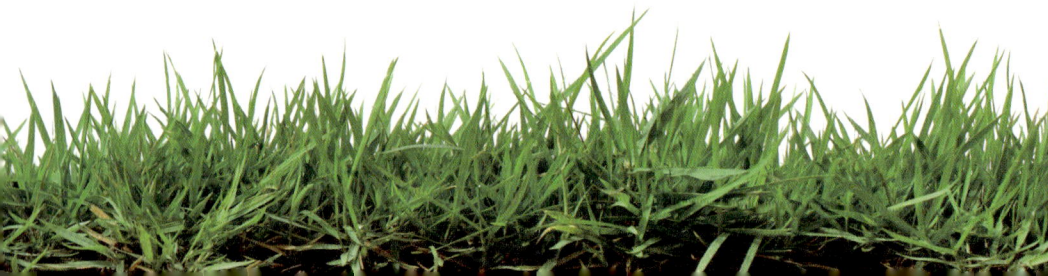

11 │ 새로운 진실, 암은 죽는 병이 아니다
1. 암 환자는 암으로 죽지 않는다 …… 260
2. 단 몇 그램의 암으로 죽지 않는다 …… 262
3. 암은 자연치유될 수 있다 …… 265
4. 암은 저절로 없어지는 경우가 많다 …… 267

12 │ 암에 대한 학설을 바로 잡는다
1. 암 무한증식 이론은 사실이 아니다 …… 274
2. 암은 유전되지 않는다 …… 280
3. 항산화 식품은 암세포를 정상화시킨다 …… 284

13 │ 근거 없는 전이설로 암 환자가 죽는다
1. 암 전이 여부의 중요성 …… 292
2. 암 전이설은 사실이 아니다 …… 294
3. 전이 여부와 관계없이 항암제는 해악이다 …… 300
4. 암 환자를 위험에 빠뜨리는 또 하나의 이유 …… 302
5. 암 조기 발견은 불행의 시작 …… 304

14 │ 암의 예고 증세를 아는 방법
1. 산소결핍 상태를 아는 방법 …… 312
2. 면역력 저하 상태를 아는 방법 …… 318
3. 암을 극복하는 생활 방법 …… 321

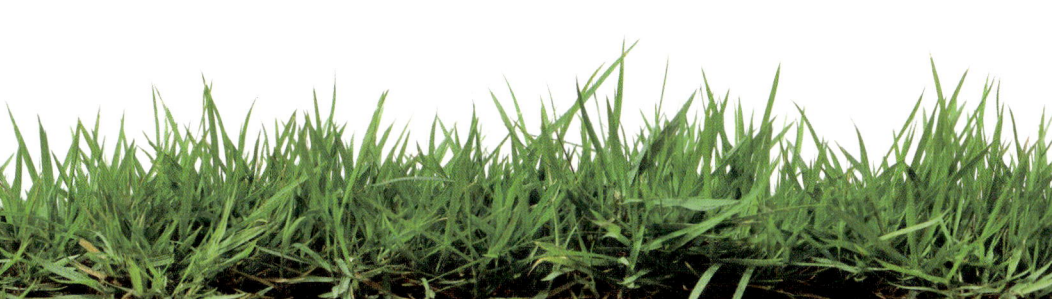

많은 사람들이 암으로 죽는다.
그것은 암의 원인도 모르고
죽는 병으로 오해한 데서 비롯된 결과다.
미국 의학계는 암 치료에 실패를 선언했다.
암이 무엇인지 조차 알 수 없다고 말한다.
환자들은 지금 그런 사람들에게 생명을 맡기고 있다.

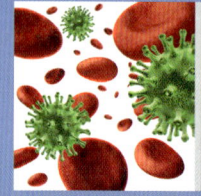
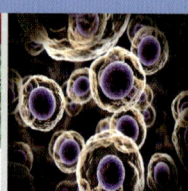
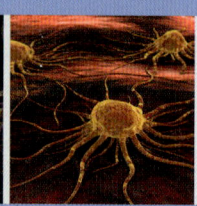

현대 의학, 암 치료에 실패하다

1장

01
많은 암 환자가 죽고 있다

▌ 암에 대하여 많은 사람이 오해하고 있는 사실이 있다. 5년 생존율과 완치를 같거나 혹은 유사한 개념으로 생각한다는 것이다. 하지만 완치와 5년 생존율은 의미가 전혀 다르다. 완치는 더 이상의 치료가 필요 없는 건강한 상태를 말하며, 5년 생존율은 일어서지도 못하고 산소 호흡기를 끼고 연명하는 등 죽음과 같은 고통 속에서라도 5년을 산 경우를 모두 포함한다. 그리고 수술 후 5년 동안 재발하지 않으면 암에서 자유로운 것으로 생각하고 수술한 지 4년이 되었는데 이제 완치까지는 1년 남았다고 말하는 환자도 적지 않다. 하지만 5년 동안 암이 재발하지 않았다고 해서 암에서 자유로운 것이 아니다. 5년 이후 암이 재발할 가능성은 얼마든지 있다.

암 수술 후 몇 년을 생존했느냐 하는 것과 자신이 건강하게 사는 것

(암 치유)과는 별 상관이 없다. 만일 그가 5년 생존 후 다시 암에 걸릴 섭생을 한다면 또다시 암은 재발하거나 죽음을 맞을 수 있다. 완치란 암에 대한 더 이상의 치료를 받지 않더라도 암에서 자유로운 상태를 말한다. 건강하지 않은 상태로는 5년이 아니라 10년을 산다 해도 암이 완치된 것은 아니다.

우리나라의 암 5년 생존율이 64%라고 한다. 이 통계를 보고 환자들은 자신이 암을 완치할 가능성이 64%로 오해한다. 하지만 현실적으로 암 환자 개개인의 느낌은 전혀 다르다. 실제로 환자가 되고 나면 그때부터 죽음과의 사투를 벌여야 한다. 그들은 대부분 수술이나 항암제 그리고 방사선 치료를 차례로 받고 36%는 5년 이내에 죽고 살아남은 64%도 평균적으로 1년 6개월에 한 번쯤 암이 재발한다. 살아남은 사람들도 5년 동안 항암제 치료와 재발을 반복하면서 생사를 넘나든다. 항암제가 얼마나 고통스러운지 한 번이라도 받은 경험이 있는 사람은 죽으면 죽었지 다시는 받지 않겠다고 말한다. 다만 의사의 처방이므로 받을 뿐이다.

우리는 암의 완치율이 몇 퍼센트인지조차 모른다. 단지 5년 동인 생존할 가능성이 64%라는 사실만 알 뿐이다. 생존하고 있는 환자의 삶의 질은 상상을 초월할 만큼 처절하다.

그렇다면 과연 암은 죽는 병일까?

뒤에(11장) 가서 상세하게 논하겠지만, 암은 그리 위험한 병이 아니고 생명과는 그리 큰 상관이 없다. 팔과 다리가 없이도 건강하게 사는 사람들이 적지 않는데 단 몇 그램의 세포에 문제(유전자 변이)가 있다고 죽는다는 것은 상식 밖의 일이다.

사실 암보다 심장병(심근경색)이나 뇌출혈 그리고 뇌경색이 훨씬 위험한 병이다. 암은 혹 그냥 방치한다 해도(자신이 암인지 모른다면) 보통 5년 이상 생존이 가능하다. 말기의 암 환자도 3개월 혹은 6개월을 살 수 있다는 것이 일반적인 통계다. 심지어는 수술을 포기할 정도로 위중한 말기의 암 환자가 스스로 치유하여 10년 이상 건강하게 살고 있는 사람도 적지 않다.

그런데 왜 현실적으로 암 환자는 그렇게 많이 죽는 것일까? 그 이유는 암을 죽는 병이라고 오해하여 잘못 처방하기 때문이다. 거기에는 두 가지 이유가 있다.

첫 번째는 방치하면 죽는 줄 알고 수술이나 항암제나 방사선과 같은 극단적인 처방을 한다는 것이다. 수술이나 항암제나 방사선은 암을 없애는 처방이지 암을 치료하는 처방이 아니다. 암을 없애는 것이 곧 치료가 아니냐고 반문할 독자가 있을 것이다.

하지만 암을 없애는 것과 암을 치료하는 것은 본질이 다르다. 굳이 구분하자면 암을 없애는 것은 결과치료이고 암이 발병되었던 인체의 환경을 바꾸는 것을 현상치료라고 한다. 그리고 그러한 현상이 발생한 원인을 제거하는 것을 원인치료, 즉 치유라고 한다. 수술이나 항암 혹은 방사선과 같이 암 만을 제거하는 방법은 결과치료라고 하는데 결과치료는 반드시 재발한다. 재발하는 이유는 암이 발병한 원인을 그대로 두었기 때문이다. 보다 큰 문제는 치료 과정에서의 부작용으로 인해 이전의 암과는 비교도 안 될 정도로 심각한 상황에 처하는 것이다.

조기의 암에 걸렸다가 수술과 항암치료를 받아본 환자라면 대부분 경험했을 것이다. 처음 암을 발견할 때는 자신이 암인지조차 전혀 모르고 살았는데 우연히 암이라는 사실을 알게 되어 치료를 받고 나서 1~2년쯤 뒤에 위중한 암이 재발하거나 건강이 악화한다.

현명한 환자들은 그때라도 깨닫고 더 이상 몸에 해로운 치료를 중단하고 몸을 살리는 치유를 시작하지만, 대다수 환자는 더 극단적인 처방을 받게 된다. 즉 이전보다 더 강력한 세포독성 물질을 몸속에 집어넣는 것이다. 독성이 강한 만큼 정상 세포는 큰 타격을 받는다. 그렇게 잘못된 처방과 재발을 두세 번 반복하면 살아남을 사람이 거의 없다. 항암제란 모름지기 생명을 앗아가는 독성 물질이다.

암 환자가 죽는 또 하나의 이유가 있다. 그것은 바로 자신이 죽을 병에 걸렸다고 생각하기 때문이다. 죽는 병이 아닌데도 죽는다고 생각하면 반드시 죽는다. 아무리 건강한 사람도 의사로부터 "말기 암인데 3개월 밖에 못산다."는 말을 들으면 대부분 죽는다.

두려움과 공포감은 건강한 사람도 한순간에 쓰러뜨릴 수 있는 독이다. 두려움으로 스트레스를 받으면 많은 활성산소가 발생하고 활성산소는 과산화지질을 만든다. 이 때 생성된 과산화지질에 의해 막힌 뇌혈관은 뇌세포에 산소 공급을 차단하거나 제한한다. 뇌세포에 산소 공급이 안되면 사망한다. 그리고 스트레스는 면역력을 급격하게 위축시켜 암이 급속도로 증식하게 한다. 암이 증식한다고 죽지는 않지만, 암에 노출된 조직이 간, 폐, 췌장, 신장 등으로 퍼지면 해독력 저하와 노폐물을 걸러내지 못해서 결국 뇌세포에 산소를 공급하지 못하기 때문에 죽는 것이다.

암 환자가 죽는 이유는 암세포를 없애버리려다가 정상 세포에 손상을 주고, 죽음에 대한 두려움 때문이다.

02
국내 암 치료율 향상은 통계 오류다

국립암센터는 우리나라의 암 5년 생존율은 95년 41%, 2000년 44%, 2005년 54%, 2009년 62%로 높아진 것으로 밝혔다. 2010년에는 64.1%, 2015년에는 69.1%로 높아졌다고 한다. 이 데이터를 보고 암 치료율이 크게 향상된 것으로 오해하여 암 정복의 희망을 예견하는 전문가도 있다.

하지만 이 데이터는 통계학상 본질적인 오류를 가지고 있으며 조금만 자세하게 들여다보면 암 치료기술이 전혀 발전하지 않았음을 알 수 있다.

암은 발견 시기에 따라 조기암(0기, 1기)과 후기암(2기, 3기, 4기)으로 나뉘는데 조기에 발견할수록 생존율이 높다. 조기암의 평균 5년 생존율이 90%(0기 96%, 1기 83%,)이고 후기 암의 5년 생존율은 45%(2기 70%, 3

기는 45%, 4기는 약 17%)다. 즉 암을 조기에 발견하는 비율이 증가하면 치료기술 향상 없이도 전체 평균 5년 생존율은 높아진다. 주목할 점은 1996년에 비해 2004년에는 조기암 발견비율이 23.8%에서 45.2%로 21.4%가 더 높아졌다는 것이다. 반면 5년 생존율은 44%에서 54%로 약 10%가 높아졌다. 즉, 5년 생존율이 높아진 이유는 치료 기술의 발전 때문이 아니고 원래부터 생존율이 높은 조기의 암을 많이 발견했기 때문임을 의미한다.

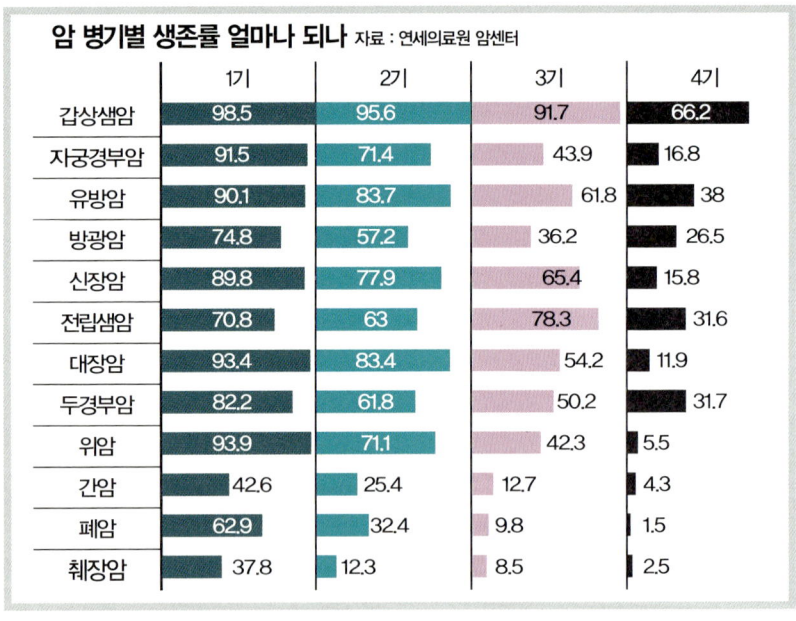

암 병기별 5년 생존율(연세의료원)

암 생존율이 정말로 높아졌는지를 판단하기 위해서는 암 병기별(1기,

2기, 3기, 4기) 치료율이 향상되었는지를 비교해 보아야 한다. 그런데 2004년 이후 보건복지부에서는 병기별 발견비율이나 치료비율 통계를 만들지 않는다고 한다. (필자가 알아본 바

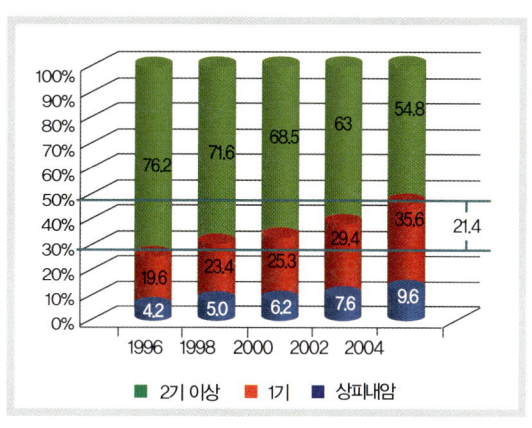

암 병기별 발견비율(보건복지부)

통계를 보고 환자들이 실망감을 갖게 되는 것에 대한 우려 때문이라고 한다.)

최근 검진 기술이 발전하여 암을 조기에 발견하는 비율이 크게 높아지고 있다. 그 기술이 날로 발전하여 몸속에 몇 개의 암이 있는지까지도 알 수 있고 0기의 암도 발견한다고 한다. 따라서 앞으로의 암 치료 기술 향상에 대한 통계도 이점을 감안하여 해석해야 한다.

• 암 치료율이 높아졌다는 근거는 없다

암 병기별 생존율에 대한 공개된 자료가 없어서 일부 기사를 통해 알게 된 데이터를 소개해 보고자 한다. 서울대병원의 분석에 의하면 '1991년에서 1996년까지 말기 암 환자 271명을 대상으로 조사한 결과 평균 '78일' 생존했다'(1998년 9월 30일 자 중앙일보)고 밝혔다.

그로부터 약 15년 후인 2011년, 국립암센터 윤영호 박사가 국내 11개

대학병원에서 치료받은 18세 이상의 말기 암 환자 481명을 대상으로 생존일 수를 관찰한 기사(2011년 6월 21일 아시아경제)가 있다. 임상종양학회지Journal of Clinical Oncology의 자료를 인용한 내용인데 "말기 암 진단 후 평균 생존일수는 '69일'이었다"고 밝혔다. (그중 19%는 1개월 이내에, 41.3%는 3개월 이내에, 17.7%는 6개월 이상 생존했다)

15년 차이를 두고 생존 기간을 비교하면 다음 도표와 같다.

- 기간별 암 치료율 비교

구분	기간	생존 기간	비율
치료받음	1991~1996	78일	100%
치료받음	~2011	69일	88%

이 두 데이터를 비교해 보면 말기 암 환자를 치료한 결과 1996년보다 2011년의 암 치료율이 전혀 높아지지 않았음을 알 수 있다. 정확히 말하면 암 치료 후 생존 기간이 15년 동안 도리어 12%가 짧아졌다. 물론 두 비교 데이터 간의 환경 변수는 고려하지 않은 단순 생존 기간이라는 점을 참고하면서 보면 될 것이다.

또 최원철 교수가 그의 저서에서 항암치료 여부에 따른 데이터에서도 유사한 결과가 나타난다.

• 항암치료 여부에 따른 생존 일수(최원철 교수, 고치는 암)

암 치료 여부	환자 수	생존 기간	비율
항암제 복용	145명	65일	100%
항암제 불응·거부	335명	80일	123%

최 교수의 분석 자료에 의하면, 암 치료를 받은 사람보다 거부한 사람의 생존 기간이 오히려 23% 더 길었다.

물론 위에 제시한 부분적인 데이터만으로 암 치료율이 낮아지고 있다거나 암을 치료하면 생존 기간이 줄어든다고 단정할 수는 없다. 다만 항암치료의 부작용 논란이 많은 것이 의학계 내부의 현실이고 미국·일본 등 선진국에서도 암 치료율이 답보하고 있다는 내용과 함께 참고할 만한 자료다.

03
암 전문의들은 항암치료를 받지 않는다

캐나다·일본·스웨덴 등 의료 선진국의 암 전문의들은 암에 걸려도 항암치료를 받지 않는다고 한다. 일본 암 전문의 중에서 자신이 암에 걸려도 항암제를 받겠다는 사람은 0.3%에 불과하다는 조사 결과가 있다. 캐나다에서도 의사들이 암에 걸릴 경우 수술받겠다는 사람은 10%도 되지 않으며 항암제를 받겠다는 의사는 단 1%에도 미치지 않는다는 통계가 있다. 수술이나 항암제로 치료했지만 대부분 결과가 좋지 않았다는 경험적 사실에 근거한 판단일 것이다.

국내에서도 암 전문의 혹은 의사로서 항암제를 거부하고 생존한 의사가 적지 않다. 경기도의 한 전문 요양병원에서 암 환자를 돌보고 있는 장미정 박사는 외과 전문의로 난소암 3기 진단을 받았다. 수술 후 거의 완치된 상태에서 암 환자를 진료하던 중 8개월 만에 암이 재발했다고 한다. 하지만 그녀는 암 전문의로서 항암제의 부작용을 너무나도 잘 알고 있었기에 "네 차례의 항암을 하라"는 주치의의 권고를 뿌리칠 수 있었다. 그녀는 자연요법을 실천하여 5년이 지난 지금은 암 지표에서 정상 판정을 받을 만큼 건강하다. 장 박사 역시 현대 의학을 뒤로하고 자연 의학을 통해 많은 난치병 환자들을 치유하고 있다.

그리고 김선규 연세대 의대 교수는 직장암 3기 판정을 받고 수술 후 항암제를 거부하고 산속으로 들어가 2년 만에 완치되어 건강하게 의료 활동을 하고 있다. 그는 환자들에게 "항암제만큼은 피하라."고 권고한다.

그 외에도 항암제의 부작용을 경험하고 죽을 고비를 넘긴 홍영재 박사는 "항암제를 받는 것은 죽음의 터널을 통과하는 것과 같다."고 말했다.

미국에서는 현대 의학의 암 치료 실패 선언 이후 대체의학이 대세다. MD 앤더슨 병원을 비롯하여 많은 병원들이 대체의학 혹은 통합의학을 도입하여 운영하고 있다고 한다.

일본에서도 1,000여 명 이상의 의사들이 대체의학으로 전환했다고 한다. 신의 손이라고 불렸던 도시히코 야야마 박사가 "암을 잘라내고 잘라내도 재발하여 메스를 던져버렸다."는 사례를 의미 있게 받아들여야 한다.

암을 스스로 자연치유한 의사들은,

첫 번째로, 의대에서 배운 고정관념을 버렸다. 암이 발견되면 반드시 수술과 항암제를 받아야 한다는 전통적 치료방법을 고수하지 않고 '어떻게 하는 것이 몸을 건강하게 하는지?'를 스스로 찾아서 실천하였다.

두 번째로 식단을 바꾸었다. 식단을 산성식품인 육식에서 알칼리성 식품인 채식으로 바꾸어 세포의 산화를 막고 몸속의 혈중 콜레스테롤을 줄여 혈류를 개선하였다.

세 번째로 매일 규칙적으로 운동했다. 운동하면 자연스럽게 심호흡을 하게 되므로 많은 공기(산소)를 마실 수 있다. 그뿐만 아니라 많은 독소를 배출시키며 그 결과 면역력이 높아진다.

네 번째는 긍정적인 마음을 가졌다. 의사라는 직업이 웃는 일과는 거리가 멀다. 업무 자체가 환자를 대면해야 하고 질병과 싸워야 하기 때문이다. 하지만 죽음을 앞둔 환자가 되어 본 경험을 살려서 웃음을 전한다. 웃음을 전하려다 보니 자신부터 긍정적인 생활 자세로 바꾼 것이다.

다섯 번째, 다른 사람에게 의존하지 않고 스스로 치유했다.
의사이지만 의사에게 맡기지 않고 스스로 공부하고 판단하고 결정했다는 것이다. 암 치유는 스스로 해야 하고 자신의 몫이다. 다만 주치의는 지식이 부족한 환자에게 그 방법을 알려주는 역할을 해야 한다.

　마지막으로 가장 중요한 것은 자신의 방법이 암을 치유한다는 확신을 가지고 꾸준히 실천했다는 것이다.

미국, 일본, 캐나다 등 선진국에서는
현대 의학이 암 치료에
실패한 것으로 결론지었다.
그 이유는 암의 원인을
바르게 찾지 못했기 때문이다.
원인을 모르면 어떤 질병도 치료할 수 없다.

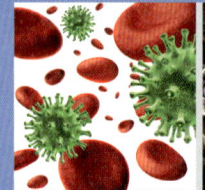 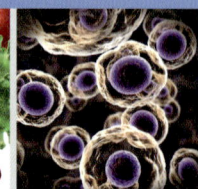 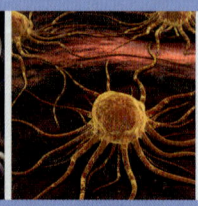

현대 의학이 실패한 이유

2장

01
암의 원인을 모른다

■　　　　　현대 의학이 암을 치료하지 못하는 데는 이유가 있다. 그것은 바로 암의 원인을 모르기 때문이다. 암의 원인을 모른다는 말은 의학계 스스로 밝힌 내용이다. 원인을 모르고 치료한다는 것 자체가 난센스다. 원인을 모르고 치료한다는 것은 마치 적군의 위치가 어디인지 모르고 마구 포를 쏘아대는 것과 같다.

필자가 최근 국내 최고의 대학병원에 근무하는 암 전문가를 만나 보았다. 그는 "암은 종류별로 원인이 다르고 같은 암이라도 사람마다 원인이 각기 다르기 때문에 원인을 안다는 것은 불가능하다."고 말했다. 필자가 암의 원인은 "만성적인 산소결핍"이라고 말하자 "산소결핍도 하나의 원인이 될 수 있지만, 그 외에도 무수히 많다."고 했다.
그 말은 수많은 발암 요소들이 산소와 어떻게 연관되어 있는지를 모른다는 의미이다.

암은 명백한 원인이 있다. 하지만 현대 의학은 암의 원인을 찾기보다 암을 없애는 것에 집착한다. 메스로 잘라내고, 혈류를 차단하여 괴사시키고, 항암제로 죽이고, 방사선으로 파괴한다. 이러한 방법들은 원인을 치료하는 것이 아니므로 암이 재발하는 것은 시간문제다.

원인을 찾지 않는 치료방법에 대한 문제점을 이해하기 위해 오래전 필자의 경험담을 예로 들어보겠다. 아침에 일어나면 목에서 쓴물이 올라와 몹시 불쾌했다. 방송 매체 등을 보고 역류성 식도염일 것이라는 나름의 판단이 들었다. 필자는 정말 역류성 식도염인지, 맞다면 그 이유가 무엇인지, 치료는 어떻게 하는가를 알아보고 처방을 받기 위해 병원을 찾았다.

담당 의사의 진단결과 예상대로 역류성 식도염이었다. 의사로부터 약물처방(제산제)과 함께 잠을 잘 때 상체를 높여서 자도록 하라는 설명을 들었다. 처방대로 약을 며칠 복용하니 증세가 호전되는듯 했다.

그러나 약을 끊자 증세가 재발했다. 필자는 역류성 식도염의 근본 원인을 알아보기 위해 다시 병원을 찾았다. 의사에게 "지난번에 제산제를 처방했는데, 내가 위산이 너무 많이 나오는 것이냐?"고 물었다. 의사는 "위산이 과하게 나오는 것은 아니다."라고 대답했다. 그러면 "왜 역류가 되느냐?"고 묻자, 의사는 "위산이 역류하지 않도록 막아주는 괄약근이 있는데 그것이 제 기능을 못하기 때문"이라고 말했다. 필자는 "그러면 괄약근이 제 기능을 해주도록 처방을 해야지 왜 정상으로 나오는 위산을 억제하는 처방을 하여 소화가 안 되게 하느냐?"고 물었다.
　의사는 "괄약근을 치료하는 방법은 쉬운 방법이 아니다."라고 말했다. 필자는 '괄약근이 제 기능을 못하는 이유'를 물었다. 그러자 의사는 "다른 환자가 있으니 진료를 마쳐야겠다."고 말했다. 필자는 더 이상 질문하지 못하고 씁쓸한 마음으로 병원을 나왔다.

　원인이 있는 질병을 원인에 대해 처방은 하지 않고 정상적으로 나오는 위산을 억제하는 약을 처방하는 것이 과연 옳은 처방인가? 또 잠을 잘 때 상체를 높이고 자는 것이 정상적인 생활인가? 그러한 방법은 분명 바른 처방이 아니다. 괄약근이 제 기능을 못하면 그 원인을 찾아 처방해야 한다.
　그렇다면 필자에게서 역류성 식도염이 발생한 원인을 찾아보자.

　일반적으로는 식사 후에만 위산이 분비된다. 그런데 잠을 잘 때 위산이 나온다면, 평소 그 시간대에 위산이 나올 수밖에 없는 생활을 했기 때문이다. 즉, 밤늦은 시간에 음식을 자주 섭취했던 것이다. 그러한 사실을 안 뒤부터 필자는 야식을 하지 않았다.
　그리고 괄약근이 제 기능을 못하는 원인은 괄약근 세포에 산소와 영양을 제대로 공급하지 못했기 때문이다. 그것은 어혈이 괄약근 조직내의 모세혈관을 막은 것이 원인이다. 이에 대한 해결 방법은 어혈을 풀어주는 것이다.

어혈을 풀어주는 약재로 옻나무가 효능이 있다는 사실을 알고 있었던 필자는 방송에 소개 되었던 강원도 원주의 한 옻나무 농가를 방문하여 옻나무를 사다가 달여서 먹기 시작했다. 그렇게 너댓 번을 달여 먹자 증세가 조금씩 개선되었고, 일주일 쯤 지나자 더 이상의 역류성 식도염은 발생하지 않았다. 문제를 본질적으로 해결한 것이다.

옻나무 추출물로 어혈을 풀어준 것을 '치료'라고 하고, 늦은 시간에 음식을 먹는 습관을 고친 것을 '치유'라고 한다.(참고로 역류성 식도염의 진행 정도에 따라 치료되는 기간이 달라질 수 있을 것이다)

만약 필자가 과거와 같이 늦은 시간에 음식을 계속 섭취하면서 제산제만 복용했다면 어떻게 되었을까? 시시때때로 병원을 드나들었을 것이며 소화도 안 되고 약물로 인한 위벽의 손상을 피할 수 없었을 것이다.

그리고 필자가 또 다시 야식을 하거나 먹자마자 잠을 자는 생활을 한다면 역류성 식도염은 다시 재발할 것이다.

02

암의 원인을 찾지 않는다

문제를 바르게 해결하기 위해서는 원인을 정확하게 파악해야 한다. 아이가 배고파서 운다면 먹을 것을 줘야 한다. 그런데 먹을 것은 주지 않고 울지 말라며 장난감을 사준다거나 시끄럽다며 매질만 한다면 아이의 울음소리는 멈출지는 모르지만, 그것은 진정한 해결책이 아니다. 암이나 고혈압, 통증, 당뇨, 아토피 등과 같이 원인이 있는 질병은 반드시 원인을 찾아서 치료해야 한다. 하지만 현대 의학은 질병의 원인을 찾지 않는다.

가령 통증의 예를 들어보자. 환자가 통증으로 내원하면 병원에서는 그 원인을 찾지 않고 임시방편으로 진통제를 처방한다. 진통제란 세포의 고통을 전하는 신호를 인지하지 못하도록 신경을 무디게 하는 약이다. 원인에 대한 치료 방법이 아니므로 수 개월에서 수 년, 길게는 수십 년간 처방한다. 만약 진통제도 듣지 않을 정도로 상태가 악화되면, 감각신경을 파괴하는 시술을 한다.

신경을 파괴한다는 것은 또 하나의 신체적 장애를 만드는 것이다. 필자도 목디스크로 인한 통증 때문에 신경 응고 시술을 여러 차례 받은 경험이 있다. 거의 1년 가까이 수십 곳의 병원을 전전하며 치료했기 때문에 부작용으로 많은 고통을 받았다. 뒤늦게나마 치료를 중단했기에 더 큰 위험을 면할 수 있었다.

통증이란 '세포가 위험상태에 처했음을 뇌에 알리는 신호'이다. 하지만, 통증클리닉은 환자의 뇌가 위험신호통증를 인지하지 못하도록 뇌의 인지 기능을 마비시킨다. 마치 비상경보는 계속 울리는데 눈을 가리고 귀를 막음으로써 안전하다고 생각하는 것과 같다. 그 결과 위험상태를 인지하지 못해 본질적인 치료를 할 수 있는 동기마저 잃는다.

통증에 대하여 잠시 언급하자면, 통증은 신경에 이상이 있는 경우와 세포에 산소 공급이 안 되는 경우로 나뉜다. 하지만 현실에서는 대부분 신경계의 이상으로 보고 접근한다. 통증은 대부분 세포에 산소가 부족하기 때문에 발생한다. 산소가 부족하면 세포는 정상적인 에너지 대사를 할 수 없다. 따라서 '산소를 공급해 달라고 신호를 보내는 것'이 바로 통증이다.

이 분석가설이 맞는지 검증해 보자. 공기가 탁한 공간이나 높은 고산지대에 올라가면 두통을 느끼는데 두 경우 모두 산소 결핍이 원인이다. 호흡을 멈추고 2분만 참아보라. 머리가 무거워지다가 심한 통증을 느낀다. 그 이유는 뇌세포에 산소 공급이 안 되기 때문에 뇌가 살려달라고 신호를 보내는 것이다.

심근경색증으로 응급실에 실려 오는 환자들은 가슴에 심한 통증을 느낀다. 그 이유는 심장으로 가는 관상동맥이 막혀서 심장에 충분한 산소가 공급되지 않기 때문이다. 이때 관상동맥에 끼인 죽종을 제거하거나 스텐트시술을 통해 좁아진 혈관을 넓혀주면 충분한 산소가 공급되어 통증은 사라진다. 그 외에도 통증의 원인이 산소결핍이라는 근거는 많다.

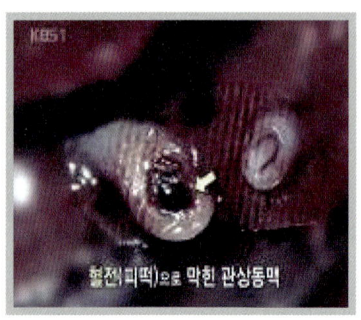

가슴통증환자의 관상동맥(KBS)

그렇다면 산소 공급이 안 되는 이유는 무엇일까? 그 이유는 죽종(콜레스테롤 덩어리)이 혈관을 막고 있거나 혈액의 점도가 높아 혈류가 원활하지 못하기 때문이다. 이 경우, 죽종을 제거하고 어혈을 풀어주고 콜레스테롤을 녹여서 혈류의 저항을 낮추어야 한다. 그러면 세포에 산소 공급이 원활해져 더 이상 고통통증을 호소하지 않는다. 이것이 진정한 통증 치료이고, 향후 죽종이 생기지 않도록 생활을 바꾸는 것을 치유라고 한다.

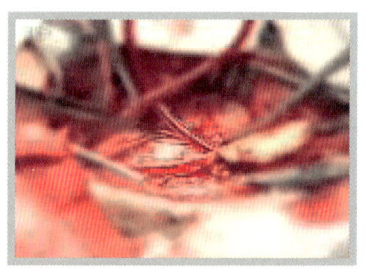

혈관죽종 제거 장면(KBS)

03
현대의학적 암 치료는 100% 재발한다

치료란 어떤 질병(암)이 생겼을 때 이미 발생한 것을 제거하는 것을 말한다. 즉 질병의 원인은 무시하고 결과만을 없애는 방법이다. 현대 의학의 암 치료 최종 목적은 암을 완벽하게 제거하는 것이다. 하지만 암세포를 완벽하게 제거했다고 하더라도 암이 다시 발병할 가능성은 암을 제거하기 이전과 다를 바 없다. 이것은 암을 비롯한 모든 질병에 있어서 현대 의학의 한계이며 본질적인 문제점이다.

예를 들면, 탄광에서 일하면서 담배를 매일 두 갑씩 핀 결과 폐암에 걸린 환자가 있다고 하자. 그는 암 검진 후 폐 절제 수술을 했다. 수술이 성공적으로 끝나 암은 깨끗이 없어졌다.(관해 되었다) 그렇다면 이 환자는 암에서 자유로운 것일까? 그렇지 않다. 만일 그가 다시 탄광에서 일하면서 하루 몇 갑의 담배를 피운다면 암은 필연적으로 재발한다.

현대 의학적 치료법의 문제점은 거기서 그치지 않는다. 수술요법은 그 과정에서 혈류 절단 및 진통 소염제 등으로 인한 활성산소 발생으로 산소 공급을 차단한다. 그리고 암세포 주변 조직인 림프절의 절단으로 인한 면역력 저하로 암세포보다 더 많은 정상 세포들은 이전보다 발암 가능성이 훨씬 높아진다.

특히 화학요법과 방사선요법은 몸 전체 혹은 부분적으로 세포에 심각한 산소결핍을 불러온다. 그로 인해 수명이 크게 단축된다. 이에 대하여 "항암치료를 받고도 5년 이상 생존한 사람도 70%나 되는데 무슨 말이냐?"고 반문할 것이다. 그들은 5년을 생존했을 뿐 암이 완치된 것이 아니라는 사실을 알아야 한다. 그리고 그들 대부분은 항암치료를 받지 않아도 5년을 생존할 수 있는 환자들이다. 그들 중 30%는 5년 내 죽었고, 나머지 70%는 대부분 2년에 한 번꼴로 암이 재발하며 그 중 상당수가 그 후에 죽는다. 만약 항암제를 받지 않았다면 70%보다 더 많은 환자가 5년 이상 생존한다는 것이 필자의 확신이다.

최근 관심을 끌고 있는 표적항암제를 기대하며 "정상 세포에 아무런 악영향을 주지 않고 암을 완벽하게 제거하는 방법이라면 암을 극복할 수 있는 것 아니냐?"고 반문할 것이다. 그러나 현재까지 정상 세포에 악영향을 주지 않으면서 암세포만 죽이는 방법은 없다. 최근 암세포만 골라 죽이는 표적항암제가 개발되었다고 발표되고 있으나 많은 부작용이 따르며 목적을 달성하더라도 암이 재발하는 것은 시간문제다.

'치료'는 이미 발병한 결과를 없애는 처방일 뿐 원인을 해결하는 처방이 아니다. 전통요법인 수술, 항암, 방사선 등은 원인을 무시하는 처방으로 결과는 참혹하다.

필자가 각종 매체를 통해 암을 완치한 사람들을 조사한바 병원 치료만으로 암을 극복한 사람은 단 한 사람도 없었다. 그들은 예외 없이 나름대로의 생활 개선을 통해 암을 극복할 수 있었다고 말한다.

현대 의학적 방법으로 암세포만 완벽하게 제거하면 문제가 해결된 것으로 생각하는 것은 매우 큰 오해다. 그것은 극히 일부(몸의 대략 5,000분의 1정도)의 유전자 변이 세포를 제거한 것에 불과하다.

유전공학에서는 변이된 유전자(암)를 어떻게 죽일 것인가에 초점을 맞춘다. 역시 원인은 그대로 방치하고, 이미 발생한 암세포를 제거하는 것이다. 이런 방법으로는 암세포만 완벽하게 골라 죽여도 계속 발생하는 암세포를 당할 수가 없다. 암 발병 원인을 제거하지 않는 한 암은 지속하여 재발한다.

04
암의 원인을 치료해야 한다

▍　　　　　미국을 비롯한 전 세계 의학계는 암과의 전쟁에서 패했음을 시인했다. 병원 치료로는 암을 완치할 수 없다는 것이 김의신 박사, 김성진 박사 그리고 미국 국립암연구소의 자평이다. 세계적 핵의학의 권위자 김의신 박사는 "암의 원인은 알래야 알 수 없고, 암을 연구하면 할수록 치료할 수 없는 질병이라는 사실을 알뿐이다. 모든 질병은 팔자소관이며 조상으로 물려받는 유전병이다."라고 말했다. 그는 "MD 앤더슨 병원에서는 암을 치료하기보다 지켜보는 것이 추세"라고 말했다.

국내 외 많은 암 전문의들은 지인이나 가족이 암에 걸렸을 때 속수무책이다. 일본이나 한국의 국립대학병원장과 같은 세계적 암 권위자들은 상당수가 암으로 사망했다. 우리나라 의대 교수는 일반인보다 3배 이상 암에 더 많이 걸리며 모든 직업 중에서 수명이 가장 짧다. 그런 이유 때문인지 보람을 잃고 상실감과 자괴감에 빠져 메스를 버리고 통합 의학 혹은 자연 의학의 길로 들어서는 의사들이 적지 않다. 그렇다고 자연 의학을 하는 의사라고 하여 암을 바르게 치료하는 것도 아니다. 그들 또한 여전히 암을 충분히 이해하지 못해 극약 처방을 하는 등 혼란스러워하고 있다.

그렇다면 전 세계 의학계 혹은 자연 의학자들이 암 정복에 실패한 이유는 무엇일까? 그 이유는 암의 원인을 찾지 못했기 때문이다.

암을 비롯한 모든 질병은 원인이 있다. 따라서 반드시 원인을 알고 치유해야 완치할 수 있다. 하지만 현대 의학은 물론 통합의학, 자연 의학, 한의학도 암의 원인을 무시하고 해결 방법에만 몰두한다. 원인을 모르고 접근하므로 경험적으로 부분적인 방법을 찾았다고 해도 반드시 부작용이 따르는 처방이 따른다.

어떤 통합의학자는 항암제를 병행하기도 하고 자연 의학자는 근거 없이 저염식을 권한다. 심지어는 여성 호르몬이 유방암의 원인이라고 잘못 알려진 현대 의학의 주장을 따라 여성 호르몬을 억제하는 식품을 처방하는 일이 벌어진다. 이러한 처방은 마치 목에 가시가 걸려 우는 아이에게 왜 우는지 이유도 알아보지 않고 자의적으로 판단하여 먹을 것을 주는 것과 같다.

암에 대하여 혼란이 가중되자 외국의 암 전문의는 '암은 병이 아니다'

라며 방치하라는 주장을 하는 등 참으로 어이없는 일이 벌어진다. 암을 병이 아니라며 방치하라는 것은 마치 가는 길에 독사가 있는데 무시하고 가라는 것과 같다.

- **암은 명백한 원인이 있는 질병이다**

암은 원인을 알고 원인 치유해야 한다. 수술, 항암제, 방사선요법은 원인을 무시하는 처방이다. 혹 그 어떤 방법으로 암을 완벽하게 제거한다고 해도 원인을 치료하지 않는한 암은 반드시 재발한다. 환자 개개인의 몸에서 과거 암이 발병했던 것처럼 말이다.

현대 의학에서 암의 원인에 대하여 제시한 연구 결과가 있다. 활성산소, 흡연, 과음, 과로, 스트레스, 환경오염, 중금속, 방사선 그리고 화학약품 등이다. 하지만 그러한 요소들이 어떤 과정을 걸쳐 암을 유발하는지 기전을 전혀 밝히지 못하고 있다. 이러한 것들은 단지 암의 원인을 일으키는 극히 일부 요인에 불과하다. 일상에서 암을 유발하는 세부 요인들이 어떻게 암 발병에 영향을 미치는지 알지 못하면 암 완치에 한계가 있을 수밖에 없다.

설령 이상적인 방법으로 부작용 없이 암세포를 완전하게 제거한다고 해도 처음에 발병했던 원인으로 인해 재발하는 것은 시간문제다. 더욱이 암세포를 제거하는 방법은 오히려 산소결핍을 유발하여 정상 세포에는 치명적인 영향을 준다.

특히 항암제는 암세포만 죽는 것이 아니고 합성기(세포분열 단계)에 놓인 세포를 모두 죽이거나 암세포로 만든다. 항암제를 중단하지 않고 계속 사용하면 간·위·폐·뇌·골수에도 암이 발생한다.

쉬운 예를 들어보자. 탄광에서 일하며 하루 두 갑의 담배를 피우던 사람이 있다. 탄광의 오염된 공기와 흡연 시 발생하는 일산화탄소로 인해 10년 만에 폐암에 걸렸다. 다행히 수술이 가능해서 수술로 암세포를 제거했다. 그러면 암세포가 없어진 것이다. 그런데 만일 그가 그 후에 또다시 공기가 탁한 지하 공간에서 일하며 하루에 담배를 두 갑씩 다시 피운다면 어떻게 되겠는가? 결과는 자명하다.

이런 경우 아마도 주치의로부터 금연하라는 말은 들었을 것이다. 하지만 (폐)암을 유발한 원인(산소결핍의)이 탁한 공기와 흡연뿐이겠는가? 스트레스, 두려움, 가공식품 섭취, 운동 부족, 환기하지 않고 가스레인지를 사용하는 것 등 암 발병 요인은 수백 가지가 넘는다.

폐암이 아닌 위암이나 갑상선암이라면 어떤 섭생을 권할 수 있겠는가? 현대 의학은 '암의 원인을 모른다, 알 수 없다, 아는 것은 불가능하다, 너무 많아 정리할 수 없다, 아니 유전 즉, 조상 탓'이라고 말하지 않는가?

반드시 암의 원인을 알고 원인 치유를 해야 함에도 불구하고 원인을 언급하지 않고 처방하는 사람들은 치료 방법만을 언급한다. 때로는 원인을 가중시키는 처방도 매우 흔하다. 그저 "이게 좋다, 저게 좋다, 이 음식을 먹어라, 저음식을 먹어라, 수술했다, 항암을 했다, 그런데 부작용 때문에 고통스럽다, 어떻게 할까?"하고 하소연한다.

항암제를 받으면 두통·구토·식욕부진·메스꺼움·면역저하·감염 등의 부작용이 나타나지만 왜 그러한지 이유를 말해주지 않는다. 그리고 항암제가 인체(암, 생명)에 어떤 결과를 초래하는지 설명조차 해주지 않는다. 환자가 부작용으로 인해 이전보다 건강이 더 나빠지고 죽을 것 같다며 살려달라고 호소하는데도 "끝까지 잘 참으라."고만 한다.

- **원인을 알고 스스로 치유해야 한다**

암은 분명한 원인이 있고 원인을 알면 치유는 간단, 단순, 명료하다. 다만 치유를 하려면 생활의 많은 부분을 바꾸어야 하고 통상적으로 짧게는 몇 개월에서 몇 년의 시간이 걸린다. 또 그것은 스스로 해야 할 일이며 의사는 물론 가족도 대신해 줄 수 없는 것이 대부분이다. 스트레스 관리, 암에 대한 두려움 떨치기, 긍정적으로 사고하기, 미움과 증오 대신 사랑하기, 심호흡하기, 유산소 운동하기, 가공식품 안 먹기, 환기 하기, 과로 피하기, 물과 양질의 염분 섭취하기, 산성과 알칼리성 식품의 균형 잡힌 식단 짜기 등을 누가 대신할 것인가? 이러한 것 외에도 생활 습관 하나하나가 암과 연관되어 있으므로 원리를 모르면 중요한 부분에서 거꾸로 처방할 수 있으므로 도리어 암이 악화할 수 있다.

따라서 암은 반드시 원인과 치유의 원리를 알고 '실천'해야 하며 잘못된 처방을 피하고 바른 실천을 한다면 대부분 극복할 수 있다. 수많은 암 극복 환자들이 이를 증명하고 있다.

암을 정복하려면 "암의 원인은 무엇인데 어떤 처방을 하면 원인이 해소되어 암이 치유된다."고 설명할 수 있어야 한다.

암은 원인이 있는 질병이다.
그 유일한 원인은 산소결핍이다.
산소결핍을 해소하면
암은 치료되고 치유된다.
이제부터 암의 원인을 찾아보자.

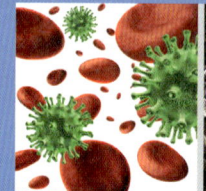
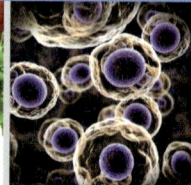
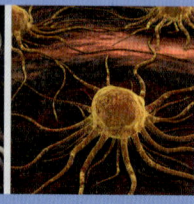

암의 근본 원인을 밝힌다

3장

01
암의 원인, 논리로 규명하다

그렇다면 과연 암의 원인은 무엇일까? 암이 발생하는 원인을 규명하기 위해 암에 걸렸을 때의 특징과 암에 잘 걸리는 경우, 그리고 암이 치유되는 과정을 분석하여 암에 직접적으로 영향을 주는 요소가 무엇인지 논리와 실험과 사례로 검증해 보자.

● 암의 특징

- 암은 통증이 심하다.
- 암은 조직이 단단하다.
- 암은 산소를 공급하면 호전된다.(고압 산소치료)
- 암 환자는 매우 졸리다.
- 암 환자는 피로하고 힘이 없다.
- 비만 환자는 암 발생률이 높다.

- 암 환자는 면역력이 낮다.
- 과로하면 젖산이 많이 발생하고, 암세포도 젖산이 많이 발생한다.

이상은 암에 대하여 일반적으로 알려졌거나 의학계가 밝힌 사실이다. 만일 이러한 암의 특징에 공통적으로 영향을 끼친 요소가 있다면 그 요소가 암의 원인일 가능성이 매우 높다. 각각에 대하여 암에 영향을 준 요소와 그 과정을 알아보고 공통점을 찾아 암의 본질적인 원인을 분석해 보자.

- 통증이 심하다

통증은 암의 대표적 증상이다. 대부분의 경우 통증 때문에 병원에 가서 검진을 받다가 암을 발견한다. 일부 산소결핍에 민감하지 않은 장기조직을 제외하면 그렇다. 그렇다면 통증은 무엇 때문에 오는 것인가? 앞서 통증의 원인은 산소결핍이라는 사실을 밝혔다. 그렇다면 암과 관련이 있는 통증이 과연 산소결핍 때문인지 좀 더 심도 있게 분석해 보자.

- 통증을 느끼는 경우

❶ 칼에 베이면 아프다.

칼에 베이면 모세혈관이 절단된다. 따라서 주변 부위의 세포에 혈액 공급이 줄어든다. 즉, 세포에 물과 영양과 산소 공급이 줄어든다.

❷ 팔에 고무줄을 꼭 동여매고 3~4분 지나면 통증을 느낀다.

팔을 고무줄로 동여매면 혈관이 막혀 혈액순환이 안 된다. 즉, 세포에 물과 영양과 산소 공급량이 줄어든다.

❸ 공기가 탁한 곳에서 생활하면 머리가 아프다.

　공기가 탁한 곳에서는 산소 농도가 낮다. 그러면 뇌세포에 산소 공급량이 줄어들어 두통을 느낀다.

❹ 숨을 멈추고 2분 이상 지나면 머리가 아프다.

　숨을 멈추면 뇌세포에 산소 공급량이 줄어든다.

❺ 겨울에는 신경통이 더 심하다.

　기온이 내려가면 혈관이 수축한다. 따라서 혈류에 저항이 커지고 세포에 물과 영양과 산소의 공급량이 줄어든다.

❻ 무거운 것을 들면 팔이 아프다.

　무거운 것을 들면 근육이 경직된다. 따라서 혈류가 나빠져 혈액 공급량이 줄어든다. 결국 세포에 물과 영양과 산소 공급량이 줄어든다.

❼ 고산지에 올라가면 머리가 아프다.

　고산지에는 산소 분압이 낮다. 따라서 산소 공급량이 줄어든다.

❽ 스트레스를 받으면 머리가 아프다.

　스트레스를 받으면 뇌세포는 많은 산소를 사용한다. 그리고 혈관이 급격하게 수축하여 혈류가 줄어들어 뇌세포에 혈액이 충분하게 공급되지 않는다. 따라서 세포에 물과 영양과 산소 공급량이 줄어든다.

❾ 다리에 쥐근육경련가 나면 몹시 아프다.

　근육 경련이 일어나면 근육이 단단하게 뭉친다. 근육이 뭉쳐있기 때문에 혈액공급 즉, 물과 영양과 산소 공급량이 줄어든다.

번호	상　　　황	부족한 요소
1	칼에 베이면 아프다.	물 영양 산소
2	고무줄로 동여매면 순환이 안 되는 신체 조직이 아프다	물 영양 산소
3	공기가 탁한 곳에서는 머리가 아프다	산소
4	숨을 멈추면 머리가 아프다	산소
5	혈관이 좁아지면 통증이 더 심하다	물 영양 산소
6	근육이 경직되면 아프다	물 영양 산소
7	고산지에 가면 머리가 아프다	산소
8	스트레스를 받으면 뒷목이 아프다	물 영양 산소
9	근육에 경련이 일어나면 아프다	물 영양 산소
종합	공통적으로 부족해진 것	산소

• 암 환자가 통증을 느끼는 이유는 산소결핍

통증을 유발하는 원인의 대전제는 혈액순환 장애다. 이를 더 면밀하게 분석해 보면 통증을 느낄 때에 공통적으로 포함된 요소는 '산소'다. 요컨대, 산소가 결핍되면 예외 없이 통증을 느낀다.

물과 영양은 정상적으로 공급되더라도 산소가 제대로 공급되지 못하면 통증을 느낀다. 공기가 탁한 곳에서는 두통을 느끼다가도 맑은 공기를 마시면 두통이 곧 사라진다. 고도가 높은 곳에 올라가면 두통을 느끼다가 낮은 곳으로 내려오면 통증은 사라진다. 공기가 탁하거나 고지에서도 물과 영양은 공급된다. 다만 산소 농도 또는 산소 분압이 낮아 산소 공급량이 줄어들 뿐이다.

숨을 멈춰도 머리가 아프다. 숨을 멈췄다고 해서 맥박이 안 뛰는 것은 아니다. 맥박이 뛴다는 것은 물과 영양은 공급되고 있다는 증거다. 다만 산소가 공급되지 않기 때문에 통증이 오는 것이다. 즉 암 환자가 통증을 느끼는 것은 산소결핍 때문이라는 논리가 성립된다.

• 암은 조직이 단단하다

암 환자를 수술할 때 떼어낸 조직을 보면 지방과 섬유조직이 뒤엉켜서 조직이 매우 단단하다. 조직이 단단해지면 혈액순환 장애가 발생하여 세포에 산소 공급이 제대로 이루어지지 않는다. 즉, 산소 공급이 제대로 이루어지지 않아 암이 된 것이다.

• 암 환자는 힘이 없다

암 환자들은 전신에 힘이 없다고 한다. 산소결핍으로 몸 구석구석에 에너지 대사가 제대로 이루어지지 않기 때문이다. 심각한 사십견, 오십견 환자들은 팔에 힘이 없어 물건을 들 수 없을 뿐만 아니라 팔을 제대로 들지도 못한다. 근육세포에 산소 공급이 안 되어 에너지 대사를 하지 못하기 때문이다.

운동선수들이 지나치게 과격한 운동을 하면 다리 근육이 뭉쳐 운동을 계속할 수 없는 이유도 젖산이 혈류를 막아 산소 공급을 방해하기 때문이다. 이때 산소 캡슐에 들어가 산소를 마시면 곧 바로 회복되어 다시 운동할 수 있다. 요컨대, 암 환자가 힘이 없는 이유는 몸 전체가 산소결핍 상태에 놓여 있기 때문이다.

• 암 환자는 몹시 졸리고 피로하다

암 환자들은 몸이 땅속으로 가라앉듯 몹시 졸리고 피로하다고 말한다. 졸음이 온다는 것은 산소부족으로 뇌세포의 에너지 대사가 안 되는 것을 의미한다. 이러한 증상은 수면무호흡 환자에게서도 나타나는데 수면무호흡 상태에서는 산소를 흡입할 수 없기 때문이다. 수면무호흡 상태에서 산소포화도가 정상인보다 10% 이상 떨어진다.

• 과로하면 젖산이 발생하고, 암세포가 대사를 할 때도 젖산이 많이 발생한다

일상생활이나 가벼운 운동을 할 때 근육은 산소를 이용하여 에너지 대사를 한다. 그러나 과도한 운동을 하면 산소결핍으로 근육은 산소 대사 대신에 ATP로 전환하지 못하고 당 대사를 하기 때문에 많은 젖산이 발생한다. 또한 악성 암세포가 대사를 할 때에도 정상 세포(또는 양성 암세포) 보다 3~4배 많은 젖산이 발생한다. 즉, 암세포가 젖산을 많이 발생시키는 이유는 산소결핍 때문이다.

• 암은 산소 공급을 통해 호전된다

병원에서 치료를 포기한 암 환자 중에도 산속 생활을 통해 암이 치유된 사례를 볼 수 있는데 산속은 도심보다 산소 농도가 높기 때문이다. 최근에 미국 등 선진국은 물론 우리나라의 일부 병원에서도 고압산소실을 통해 암을 치료하기도 한다.

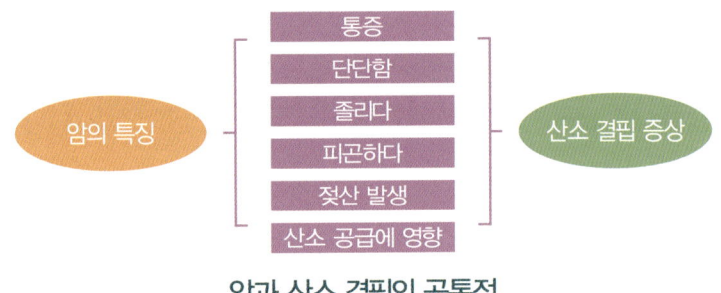

암과 산소 결핍의 공통점

이로써 암 환자에게 나타나는 증상과 인체가 산소결핍으로 나타나는 증상은 동일하다는 사실을 알 수 있고 이로써 암의 원인은 산소결핍이라는 가설이 성립된다. 이에 대하여는 앞으로 논리와 실험과 사례로 검증할 것이다.

02

세포의 대사와 암

세포는 에너지 대사를 통해 재생과 사멸을 반복하며 생명 현상을 이어간다. 세포 하나하나가 모여 우리 몸을 구성하기 때문에 세포는 곧 몸이다. 세포가 정상적인 에너지 대사와 재생을 하기 위해서는 '물'과 '영양'과 '산소'가 필요하다. 영양은 세포의 생존 양식이고, 산소는 영양을 흡수하기 위한 에너지 대사의 필수 요소다. 또 물은 이들을 세포에 전달해 준다. 즉, 세포가 필요로 하는 물과 영양과 산소 중 생명에 가장 결정적인 영향을 미치는 요소는 산소라는 사실을 알 수 있다.

산소가 부족하면 암이 되는 이유를 좀 더 구체적으로 알아보자. 인체는 섭취한 지방과 단백질, 탄수화물을 아주 미세하게 분해하여 에너지로 사용한다. 에너지원이 먼저 탄수화물은 포도당으로, 지방은 지방산과 글리세롤로, 단백질은 아미노산으로 바뀌고 이들을 다시 ATP라는 생체효소로 전환하여 에너지로 활용하는데 1차 대사물들이 ATP로 전환될 때 반드시 산소가 필요하다.

그런데 만약 산소가 부족하면 포도당은 ATP로 전환되지 못하고 포도당에서 바로 에너지로 전환된다. 포도당에서 ATP로 전환하지 못하고 곧바로 에너지로 전환될 경우 대사효율이 크게 떨어질 뿐만 아니라 많은 젖산과 활성산소가 발생한다.

젖산은 피를 탁하게 만드는 노폐물이다. 또 활성산소는 지질이나 단백질 및 세포들을 산화시킨다. 이러한 대사과정은 세포로서는 매우 고통스러운 상황이고 만성적이고도 지속적인 불완전 대사 과정이 반복되면 세포에는 이상문제이 발생한다. 즉, 염색체 내의 유전자에 결손이 발생한다. 유전공학에서 말하는 "몇 번 유전자가 바뀌었다. 결손이 생겼다. 돌연변이가 발생했다." 고 하는 것을 말한다. 이때 세포는 산소결핍 상태에서도 생존과 분열이 가능한 형태(결손된 염색체를 가진 세포)로 아예 바꾼다. 이것이 정상 세포에서 암세포로 바뀌는 과정이다.

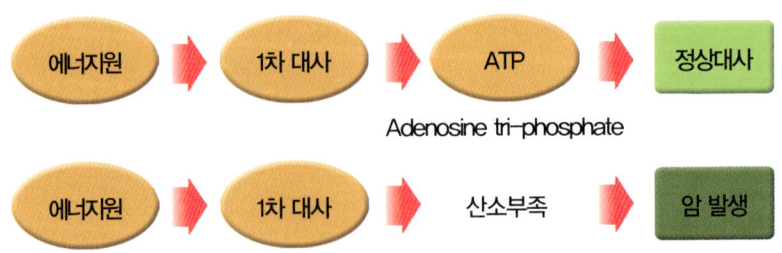

세포의 대사와 암 발생 과정

이상을 통해 정상 세포가 암세포로 변이하는 유일한 요소는 '산소결핍' 때문이라는 논리가 성립된다. 그러나 이것은 아직 필자의 주장 혹은 가설일 뿐이다. 가설은 반드시 검증이 필요하다. 검증되지 않은 주장이나 가설은 실험을 통해 그 논리대로 결과가 나오는지, 일관성 있는 다수의 사례가 나오는지 반드시 검증해야 한다. 이제부터 산소결핍이 암을 유발한다는 가설이 맞는지 검증해 보자.

03

암의 원인 산소결핍, 가설의 검증

앞에서 산소결핍이 암의 원인이라는 가설을 세워놓고 암과 산소와 관련된 많은 현상과 사례들을 토대로 암이 산소결핍으로 인해 발생한다는 사실을 논리적으로 검증했다. 그리고 이 책의 초고를 마친 후 출간 직전 혹시 다른 주장을 하는 학자가 있었는지, 만약 있다면 암의 원인을 무엇이라고 주장하고 있는지를 알아보기 위해 암과 관련된 수십 권의 책을 보았다.

그런데 거의 모든 책에서 암에 대한 원인을 아직 모른다거나 스트레스, 중금속, 활성산소, 바이러스 등 암과 관련된 일부 부분적인 요소만을 열거했을 뿐 그 기전을 밝히지 못했다고 언급하고 있었다.

그런데 암을 연구하는 학자들의 수많은 실험 내용을 좀 더 상세하게 분석하면 암을 유발하는 공통적인 요소는 '산소결핍'임을 찾아낼 수 있었다.

책 집필을 마친 후 필자의 주장이 맞는다는 사실을 재검증하기 위해 암 연구가들의 실험 자료를 인용하여 필자의 논리로 세부 기전을 밝히는 것이다.

• 세포 내 산소결핍 환경과 암

1958년 서머우드는 "핏덩이가 제거되면 암으로 인한 사망 건수가 80% 이상 감소한다."고 밝혔다. 그는 또한 "혈류가 개선되면 암의 확산은 현저히 감소한다."고 밝혔다.

서머우드는 산소결핍을 언급하지는 않았지만, 핏덩이를 제거하므로 암 발병이 줄어들었다는 것은 혈액순환이 원활해져 산소결핍을 해소한 결과임을 알 수 있다.

1997년 로스혼은 그의 저서 '21세기 건강과 생존'에서 "핏덩이의 부재가 암으로 인한 사망을 극적으로 감소시켰다."고 밝히고 있다. 로스혼의 분석을 필자의 논리로 재분석하면, 핏덩이가 줄어들면 혈액순환이 원활해져 세포에 산소가 충분히 공급되어 암이 줄어든다는 것을 의미한다. 이 역시도 산소결핍이 암을 유발한다는 필자의 논리를 뒷받침하는 실험 결과다.

캐나다의 마이클스 박사는 "핏덩이가 형성되지 않도록 하면 원발성 종양으로부터 전이는 일어날 수 없고 또 원발성 암만 지닌 사람들은 훨씬 더 안전한 상황에 놓인다."고 말했다. 그는 혈액순환을 위해 "영구적으로 항응고제 치료를 받는 수많은 신장병 및 뇌졸중 환자들의 진료기록을 확인했는데 암 전이로 사망한 예가 한 건도 없었다."고 밝혔다. 이 내용 역시도 세포에 산소 공급이 원활해지면 암이 발생하지 않는다는 필자의 주장을 뒷받침하고 있다.

경희대 최원철 교수는, 암 환자의 경우 혈액 속에 많은 어혈혈전이 존재한다고 밝혔다. 그는 "병원에서 치료를 포기한 환자(4기, 말기)들을 대상으로 어혈 상태를 관찰해 본 결과 어혈 8단계(중증 어혈)에 해당하는 환자였다."고 말했다. 또 넥시아라는 옻나무 추출물로 어혈을 제거한 결과 암이 치료된 것이다. 그가 말

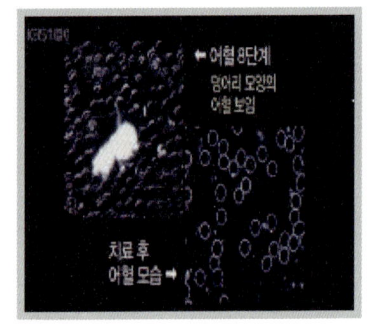

어혈과 암(최원철 교수)

하는 어혈은 정체되어 흐르지 못하는 혈액을 말하며 옻나무 추출물이 어혈을 제거한 결과 세포에 산소가 충분히 공급되어 암이 치료된 것이다.

최 교수가 산소를 언급하지는 않았지만, 혈전이나 어혈은 혈관을 막거나 혈액의 점도를 높여서 혈류를 방해하므로 세포에 산소결핍을 불러온다. 이 경우 산소부족으로 세포의 에너지 대사가 제대로 이루어지지 못한다. 즉, 산소결핍이 암을 유발한다는 사실을 역설적으로 증명한 실험결과다.

• 실험의 해석을 통한 산소 공급과 암 치유 논리

그렇다면 세포에 산소를 원활히 공급하여 암이 치료된 실험결과가 있는지 알아보자.

다음은 숙명여대 분자 세포생물학 교실의 실험이다.

실험 내용은 지방과 암세포의 성장 관계를 비교한 실험이다. 모든 조건을 동일하게 한 쥐들을 두 그룹으로 나누어 한 그룹은 정상 식이, 다른 한 그룹은 고지방 식이를 섭취하게 한 뒤, 각각에 암세포를 주입했다. 2주 뒤, 고지방 식이를 한 쥐들은 정상 식이를 한 쥐보다 종양이 1.7배나 더 커진다는 사실을 밝혔다.

이 실험에서도 산소를 언급하지는 않았지만, 산소결핍이 암을 유발했음을 알 수 있다. 고지방 식이를 한 쥐는 체지방이 늘어나 혈류가 원활하지 못해 세포에 충분한 산소를 공급하지 못하여 암이 발생하는 것이다.

이와 반대로, 항산화 식품은 산소결핍을 해소함으로써 암을 치유한다. 오사카 마쯔시다 기념 병원의 대장암 권위자인 야마네츠로 박사는 두 그룹의 실험용 쥐에게 발암물질(활성산소 유발물질)을 투여하고 한 그룹에만 카테킨(녹차추출물)을 투여했다. 실험결과 "카테킨을 투여하지 않은 그룹은 무려 80%가 암이 발생했지만, 카테킨을 투여한 그룹은 30%만이 암이 발생했다."고 밝혔다. 그는 이 연구에서 녹차의 카테킨이 어떤 기전으로 암이 치유되는지는 밝히지 않았다. 그렇다면 카테킨이 어떤 영향을 줘서 암 발생을 억제했을까?

카테킨은 비타민 C보다 항산화력이 40배나 강한 것으로 알려져 있다. 카테킨이 활성산소를 제거하면 혈류가 개선되어 산소결핍을 해소하기 때문에 암 발생이 억제되는 것이다.

• 산소 공급으로 치료된 사례

해양 선원이었던 심OO(62세) 씨는 1988년 대장암 말기 진단을 받았지만, 암을 치유한 사례자다. 말기 암으로 3개월 시한부 선고를 받은 그는 삶을 정리하려고 산속으로 들어갔다. 그런데 3개월이 지나도 죽지 않고 6개월이 지나도 죽지 않았다. 그는 "왜 내가 안 죽었지?" 하는 의문을 갖고 병원에서 재검한 결과 놀랍게도 그의 몸에서 암이 흔적도 없이 깨끗이 사라졌다는 것이다.

그가 산속 생활을 통해 말기 암이 치료된 데는 몇 가지 이유가 있지만, 무엇보다 산소를 많이 공급받은 덕분일 것이다. 산속은 산소 농도만 높은 것만이 아니고 일산화탄소 등 대기 오염 물질도 적다. 따라서 세포에 산소를 충분히 공급하므로 암이 예방되는 것이다.

생로병사의 비밀(산소 편)에 소개된 미국의 어나야 씨는 당뇨로 발이 썩어들어 가고 있었다. 그는 산소 치료를 받았고 50일 만에 완치되었다. 그 외에도 산속으로 들어갔다가 몇 개월 만에 완치된 수많은 사례가 방송에 소개되고 있다. 최근 미국에서는 고압산소실을 통해 암은 물론 뇌성마비, 각종 경화증, 뇌졸중, 혼수상태와 같은 많은 질환을 치료한다. 고압산소실은 정상기압보다 10~15배나 산소분압이 높아 많은 산소를 공급할 수 있다. 산소결핍이 암의 원인이었기 때문에 산소를 공급하면 암이 치료되는 것이다.

국내병원에서도 암 환자들의 수술 후 회복을 위해 고압산소 치료기를 활용하고 있다. 그리고 중환자실에 산소발생기를 설치하고 있으며 공공기관이나 가정에서도 산소발생기를 설치하는 경우가 늘어나고 있는 것도 산소의 중요성을 반영한 것이다.

이로써 암의 원인은 산소결핍이라는 사실에 더 이상 논란의 여지가 없을 것이다. 혹자는 "이제껏 밝혀진 수많은 발암 요소나 항암 식품의 암 치유 효능은 산소와 어떤 관계가 있느냐?"며 의문을 제기하는 독자도 있을 것이다. 그러나 일반적으로 알려진 수많은 발암물질은 산소결핍에 영향을 주는 이차적 요소들이다. 발암요소들이 산소결핍에 어떻게 영향을 미쳐 암을 유발하는지에 대하여는 〈5장. 암을 유발하는 세부요인〉에서 밝힐 것이고, 항산화 식품들이 어떻게 암을 치유히는가에 대하여는 〈6장. 암을 예방하고 치료하는 자연요법〉에서 그 논거를 밝힐 것이다.

04

암이 잘 발생하는 장기와 그 이유

암이 잘 발생하는 부위와 그렇지 않은 부위가 있다. 암이 잘 발생하는 부위는 주로 위, 폐, 간, 유방, 갑상선, 신장, 췌장, 임파선, 대장 등이다. 암 발생이 많은 부위를 분석해 보면 두 가지의 특징이 있다.

• **암 발생부위는 척박한 환경에 놓여 있다**

암이 잘 발생하는 장기에는 위나 폐, 간, 대장 등을 들 수 있다. 이러한 장기는 몸에 들어온 담배, 술, 중금속, 소화 부산물 등 각종 인체에 유해한 요소와 직접 접촉하기 때문에 산소결핍 현상이 발생한다.

예를 들어, 흡연하는 사람들은 구강암, 식도암, 후두암, 폐암에 많이 걸린다. 흡연할 때 발생하는 일산화탄소는 구강, 식도, 폐 등에 산소를 부족하게 만든다. 또한, 그 부위들은 타르를 비롯한 수많은 유해물질에 노출되어 손상을 받아서 세균이 증식하기 좋은 환경에 노출된다. 이 경우 바이러스와 백혈구 간에 치열한 전투가 벌어지고 그 과정에서 바이러스 사체, 죽은 백혈구 세포 등이 혈액을 탁하게 만든다. 혈액이 탁해지면 산소포화도가 떨어지고 혈류가 원활하지 못해 산소부족으로 암이 발생한다.

대장은 각종 부산물변과 유해한 가스 및 세균에 노출되어 있다. 이렇게 세균이 증식하기 좋은 환경에서 세균과 유익균이 치열하게 싸우고, 그 과정에서 많은 노폐물이 쌓인다. 이러한 과정을 통해 발생한 노폐물이 혈관을 막는다. 결국 대장 세포에는 산소가 결핍되어 암이 발생한다.

• 움직임이 적은 부위에서 암이 많이 발생한다

손이나 발, 다리, 심장, 볼, 턱 등에 암이 발생하는 경우가 거의 없다. 끊임없이 움직이기 때문에 근육이 뭉치거나 어혈이 발생될 소지가 적나. 또 일시적으로 막힘 현상이 발생하더라도 움직임을 통해 뭉친 현상이 곧바로 해소된다. 따라서 산소결핍 상태가 지속될 가능성이 낮아진다. 반면 간, 신장, 췌장, 뇌, 유방, 전립선과 같이 움직임이 적은 조직에서는 암 발병률이 높다.

나이가 40세 이상 되면 두통이나 허리통증, 40견, 50견으로 아파본 경험이 있을 것이다. 뇌종양 환자들은 암이 발견되기 전에 머리가 몹시

아팠다고 말한다. 심근경색 환자들은 가슴 통증으로 견딜 수 없었다고 말한다. 이러한 증상들은 산소가 부족하여 세포가 고통을 호소하는 것이다.

끊임없이 움직이는 심장에서도 아주 드물지만 좌심실보다 더 낮은 농도의 산소가 통과하는 우심실에서는 암이 발생한다.

운동을 자주 하는 사람은 움직임이 적은 신장이나 췌장도 자주 출렁거리기 때문에 혈관이 막힐 가능성이 줄어든다. 즉, 산소결핍 환경을 피할 수 있으므로 상대적으로 암이 적게 발생한다. 이처럼 하나의 몸 안에서도 장기 조직별로 산소 공급 환경이 다르며 산소결핍 상태가 심한 부위에서 먼저 암이 발생한다.

05
산소결핍과 인체의 반응

그렇다면 산소결핍이 인체에 끼치는 영향을 구체적으로 알아보자.

몸 전체의 산소포화도가 75% 이하로 내려가면 인간은 몇 십 분 내에 사망한다. 산소결핍으로 먼저 뇌세포가 괴사하기 때문이다.(산소포화도 75%로 낮아지면 의사는 환자의 임종을 예고한다)

산소포화도가 75%~85%에서는 몇 시간 또는 수일 내 사망한다. 숨을 1분 30초 이상 멈추면 산소포화도가 85% 내외가 되며 이 경우 숨이 차서 곧 죽을 것 같은 고통을 느낀다. 또 산소포화도가 85%~95%에서는 생존은 가능하지만 정상적인 에너지 대사가 어렵다.

실제로, 인체는 부위별로 각 장기조직의 사용빈도, 유해물질과의 접촉상태 등에 따라 산소결핍 정도가 다르다. 산소결핍 상태가 심한 장기조직은 암이 발생할 가능성이 높다.

가령, 인체의 산소포화도가 98%라 하더라도 부분적으로는 75%~95%인 장기조직이 있을 수 있다. 이 경우 생명에는 지장이 없지만, 산소가 결핍된 조직에서는 국소적으로 암이 진행될 수 있다. 예를 들면 국소적으로 산소포화도가 75%이면 수개월 내에 암이 생길 수 있다. 80%에서는 3~5년, 85%에서는 5~10년, 95%에서는 10~30년 이내에 암이 발생할 수 있다. (수치는 이해를 돕기 위해 추정치를 사용한 것이다)

암 환자가 죽는 이유는 암 때문이 아니고 산소결핍 때문이다. 말기 암이라 하더라도 그 크기가 500g을 넘지 않는다. 500g이라면 몸 전체의 단 1% 정도 밖에 안 된다. 만일 이런 말기 암 환자가 몸 전체적으로 산소포화도가 98%이면 생명에는 큰 지장이 없다. 1%의 세포에 문제가 있을 뿐 뇌세포에는 산소가 충분히 공급되기 때문이다.

산소포화도가 98%인 사람은 몇 그램의 암세포가 있더라도 뇌세포에 산소 공급이 잘되기 때문에 죽지는 않지만, 몸 전체가 산소포화도 85%인 사람은 설사 암이 아니어도 뇌세포에 산소 공급이 안 되기 때문에 사망할 수 있다. 인체가 죽고 사는 것은 어느 특정 부위가 암이냐 아니냐에 의해 결정되는 것이 아니고 궁극적으로 각 장기조직의 기능에 의해 뇌세포에 산소가 제대로 공급되느냐의 여하에 달려 있다.

암 환자는 만성적인 산소결핍 상태이며 암이 발생한 조직을 비롯하여 장기의 기능 저하로 뇌세포에 충분한 산소를 공급하지 못할 가능성이 높아진다.

06 산소결핍 상태와 암 발생 단계

▍ 앞에서 산소결핍이 암을 유발한다는 사실을 확인했다. 하지만 산소가 몇 퍼센트 부족한 상태에서 얼마나 지속되면 암이 되는지에 대한 실험은 아직 없다.(찾을 수 없었다) 추정하는 것은 바람직하지 않지만, 수치를 제시하는 것이 이해하는데 도움이 될듯하여 수치로 제시해 보겠다.

추정 근거는 산소결핍이 암을 유발한다는 프랑스 가이통 박사의 기본적 언급과 바르부르크Warburg가 밝힌 산소결핍 75% 이하에서는 예외 없이 암이 발생한다는 실험결과, 최원철 교수의 어혈단계와 암, 생로병사의 비밀에서 밝힌 산소결핍과 인체의 반응, 여기에 필자의 통찰과 경험을 종합했다. 추정치이므로 세부 단계별 오차는 있을 것이다. 다만 중요한 것은 논리이고 논리의 타당성 여부는 실험으로 검증이 가능할 것이다. 그리고 개인별로 실험할 때는 개인의 건강 상태에 따라 크게 달라진다.

먼저 기본적 사실은,

- 산소 공급이 완전히 중단되면 (뇌)세포는 4분 안에 죽는다.
- 혈중 산소포화도 38%(대기 중 산소량 8%) 이하로 내려가면 뇌세포는 7분 만에 죽는다.
- 혈중 산소포화도가 75% 이하로 내려가면 수십 분에서 수 시간 내 사망한다.
- 몸 전체의 혈중 산소포화도가 85% 이하로 내려가면 수일 내 사망한다. 경험적으로 그 고통을 견딜 수 없다.
- 몸 전체의 산소포화도가 95% 이상일 경우 생명에는 전혀 지장이 없지만, 국소적으로 산소포화도가 75%~95%인 조직에서는 암이 발생한다.
- 산소포화도가 75% 이하인 경우 예외 없이 암세포로 변한다.(바르부르크)

단, 바르부르크Warburg는 산소결핍 상태가 전체적인 상태인지 국소적인 상태인지 구분해서 밝히지 않았다. 그의 실험은 몸 전체적인 산소포화도가 아닌 국소적인 산소결핍에 대한 실험으로 보인다.

몸 전체의 산소포화도가 75% 이하라면 암이 되기 전에 몇십 분 내에 사망한다. 몸 전체의 산소결핍 상태냐, 국소적인 산소결핍 상태냐 하는 것은 본질적으로 다르다.

- 산소결핍 단계별 인체 증상(몸 전체)

정상인의 경우 산소포화도는 98~99%다. 드물게는 96~97%인 사람도 있고 젊고 건강한 사람은 100%인 사람도 있다.

산소결핍 상태(단계)에 따른 증상들을 살펴보자. 각 사진은 최원철 교수가 촬영한 어혈 단계별 혈액 사진을 산소결핍 단계로 필자의 암과 산소결핍과의 관계에 대한 논리로 재해석한 것이다.

● 정상 단계 : 산소포화도가 99% 이상인 경우를 말하는데 이 경우 체력이 왕성하며 운동 능력이 뛰어나고 명랑하고 쾌활한 사람이다. 숨을 멈춰도 산소포화도가 상대적으로 천천히 떨어진다. 몸이 가볍고, 피로 해

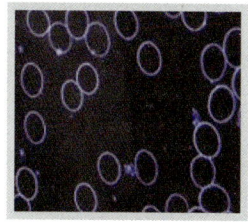

정상혈액(KBS)

소도 빠르며, 감기에 잘 걸리지 않고 아주 건강한 체력의 소유자다.

❶ 산소결핍 1단계 : 산소포화도가 98.5% 내외이며 혈구 형태는 정상이다. 혈구들이 일부 군집형태를 띠고 있으나 정상인과 다른 특이한 증상은 없다. 정상인과의 차이라면 간혹 컨디션이 좋지 않다는 느낌이 들 정도이다.

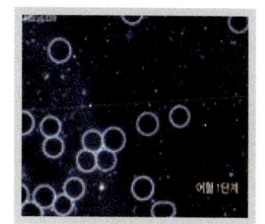

어혈/산소결핍 1단계(KBS)

❷ 산소결핍 2단계 : 산소포화도가 98.0% 내외이며 혈구들이 일부 붙어있다. 작은 혈전들이 눈에 띈다. 운동 능력이 조금 떨어지며 평소 몸이 조금 무겁다거나 과로 후 피로 해소가 더디다.

❸ 산소결핍 3단계 : 산소포화도가 97.5% 내외이며 혈구 사이에 혈전이 발생한다. 이 경우 자주 졸리고 몸이 무겁고 나른하다. 특별히 일 하지 않아도 몸이 피로하고 계단을 오를 때 숨이 찬다. 혈압이 10mmHg 정도 상승한다.

❹ 산소결핍 4단계 : 산소포화도가 97.0% 내외이며 혈전이 많아지고 적혈구들이 엉겨 붙기 시작한다. 산소 부족을 호소하는 위험신호 즉, 묵직함·답답함을 느낀다. 피로를 자주 느끼며 피로 해소가 더디고 면역력이 떨어지면서 감기에 잘 걸린다. 혈압은 10~15mmHg가량 상승한다.

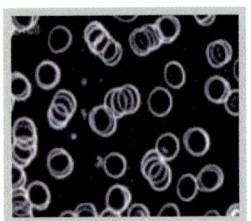
어혈/산소결핍 4단계(KBS)

❺ 산소결핍 5단계 : 산소포화도가 96.5% 내외이며 산소 공급이 안 되어 적혈구들이 찌그러들면서 파괴되고 적혈구에 어혈이 달라붙어 작은 덩어리 형태를 보인다. 운동 능력도 크게 떨어지며 항상 졸리고 일부 조직에서 산소부족을 호소하는 통증, 결림이 있고 종종 두통이 온다. 혈압도 정상보다 15~25mmHg 정도 상승한다. 사혈을 해 보면 진한 적색의 뭉친 피가 나온다.

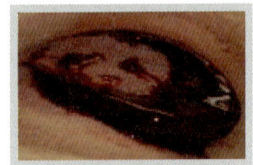
사혈

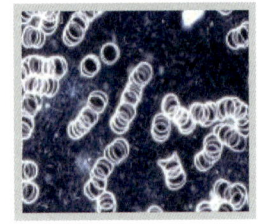
어혈/산소결핍 5~6단계(KBS)

❻ 산소결핍 6단계 : 산소포화도가 96% 내외이며 혈구들은 일그러져 있고 심하게 엉겨

붙어 있다. 몹시 졸리고 운동 능력은 물론 기억력이나 집중력도 크게 떨어지고 만성두통을 비롯한 몸 여기저기 아픈 곳이 많다. 혈압은 25~35mmHg 정도 높아진다.

❼ 산소결핍 7단계 : 산소포화도가 95.5% 내외이며 혈구보다 큰 혈전이 형성되어 있다. 혈액순환 장애가 발생하며 몸이 가라앉듯 피로하고 앉아 있으면 항상 졸음이 온다. 적혈구들이 어혈에 달라붙어 잘 움직이지 못해 산소 전달 능력이 크게 떨어진다. 이 상태의 어혈들은 사혈을 해도 쉽게 빠져나오지 못하며 몹시 끈적거린다. 혈압은 35~45mmHg 정도 높아진다.

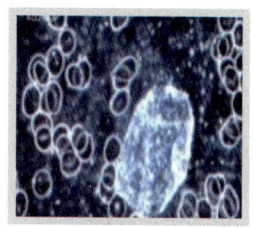

어혈/산소결핍
7단계(KBS)

❽ 산소결핍 8단계 : 산소 포화도가 95% 내외이며 모든 세포가 산소결핍으로 당대사를 시작하며 많은 젖산이 발생한다. 사실상 몸 전체가 암으로 진행된다. 어혈이 큰 띠를 형성하고 있다. 적혈구는 어혈에 봉쇄된 상태이고 백혈구는 어혈에 달라붙어 있다. 면역력도 크게 떨어져 있고 혈압은 정상 혈압보다 45mmHg 이상 높아진다. 신장 혈관, 췌장 혈관 등이 막혀 기능이 저하될 수 있어서 각종 질환에 노출된다. 이 경우 장기조직 여기저기 암이 발생했을 가능성이 매우 높다.

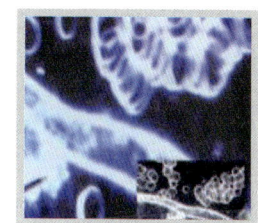

어혈/산소결핍
8단계(KBS)

- **실제 암이 되는 과정(국소적 산소결핍)**

　몸 전체의 산소포화도가 95% 상태에서 국소적으로 75%~95%의 산소결핍 상태가 지속될 때 세포들은 당대사를 병행하면서 암세포로 변한다. 그 진행 속도는 산소결핍 정도와 지속 시간에 따라 결정된다.

　이상에서 암세포가 생성되는 과정을 알아보았다. 바르부르크는 암세포가 당대사를 함으로써 무산소 상태에서도 생존 가능하다고 주장한다. 하지만 필자의 판단은 다르다. 무산소로는 그 어떤 세포도 생존이 불가능하다. 그 근거가 있다. 암 환자의 동맥을 동맥색전 물질인 혈전으로 차단하면 (암)세포는 괴사한다. 그것이 동맥 색전술로 암을 괴사시키는 원리다. 그리고 암세포의 심부에서는 세포가 썩어죽어서 물이 고여 있다. 산소가 완전히 차단되면 어떤 세포도 생존이 불가능하다. 무산소로 생존이 가능하다는 것은 암의 영생불멸설을 주장하는 근거인데 암은 영생불멸하지 않는다.

　바르부르크는 "포화지방은 암을 유발하지 않는다."고 주장하였는데 이 주장은 바르부르크가 실험으로만 밝혔을 뿐 암의 원인을 원리적으로 이해하지 못해 나온 해석상의 오류다. 포화지방은 LDL 수치를 높여 혈류를 방해하므로 산소결핍을 유발한다.

　암세포가 영생불멸하지 않는다는 사실에 대해 〈12장. 암에 대한 학설을 바로 잡는다〉에서 그 논거를 밝힐 것이다.

모든 암은 산소결핍이 원인이다

정상 세포가 암세포로 바뀌는 유일한 원인은 산소결핍이다. 모든 길이 로마로 통한다면 모든 질병은 산소로 통한다고 말할 수 있다. 현대 의학이 부분적으로 밝힌 스트레스, 활성산소, 중금속, 흡연 등 그 외의 모든 요소는 산소결핍을 만드는 종속된 요소일 뿐이다. 거기에 더하여 인체의 면역력이 떨어지면 산소결핍으로 인해 발생하는 암세포를 사멸하지 못해 암이 증식하는 것이다. 면역력이 떨어지는 원인도 면역세포를 생산하는 조직에 산소가 충분히 공급되지 못하기 때문이다.

- 모든 암은 산소결핍이 원인이다

현대 의학은 암을 종류별로 나누고 각각 다른 논리로 접근한다. 위암 전문의, 간암 전문의, 뇌종양 전문의, 폐암 전문의, 백혈병 전문의가 따로 있다. 이러한 사실은 현대 의학이 어느 부위에 암이 발생했느냐에 따라 얼마나 정교하게 제거할 것인가에 대한 기술만 발전시켜 왔음을 의미한다. 또 유전공학에서는 각종 암의 종류별로 몇 번 유전자가 바뀐 비율이 몇 퍼센트인지를 보고 유전적 확률로 판단한다. 현상만 분류할 뿐 원인을 분석하지 않는다. 원인을 찾아서 치료하는 학문이 아니므로 새롭게 발생하는 암세포에 대하여는 어떠한 대책도 세우지 않는다. 유전공학은 암의 치유와 전혀 무관한 학문이다.

몇몇 세포학 관련 책은 "암을 일으키는 60여 종의 바이러스가 있다고 밝혔다. 각각의 바이러스가 암을 일으키는 방법이 모두 다르고, 그 원인에 대해서 연구가 진행 중"이라고 언급하고 있다.

하지만 이러한 관점은 숲을 보지 못하고 나무 하나하나를 보는 것과 같다. 그러한 접근 방법으로는 암을 정복할 수 없다. 바이러스의 종류와 관계없이 암을 유발하는 기전이 단순하고도 명료한데 스스로 복잡하게 만들어 혼란을 자초하기 때문이다. 바이러스가 위장에서 활동하면 위암을, 간세포에서 활동하면 간암을, 대장에서 활동하면 대장암을 유발할 뿐 암 발병 원리는 동일하다.

바이러스가 암을 유발하는 이유를 잠시 언급하면, 우리 몸에 바이러스가 침투하면 이를 퇴치하기 위해 많은 에너지를 사용하는 과정에서 활성산소가 발생한다. 활성산소는 조직을 산화하여 혈류를 방해한다. 그 결과 바이러스에 노출된 조직은 산소결핍 상태에 놓이고 이 상태가 만성화되면 결국 암이 발생하는 것이다. 바이러스가 암을 유발하는 기전은 다음 장에서 상세하게 다룰 것이다.

암의 원인이 산소결핍이라는 사실을 모르면, 암 발생의 주요인과 부수적 요인을 혼동하기 때문에 혼란스러울 수밖에 없다. 따라서 암의 발병 원인과 치유의 원리를 종합적으로 이해하고 적용해야 시행착오 없이 암을 치유할 수 있다.

예를 들어 위암은 위장 세포에 산소가 충분히 공급되지 않아서 발생하며 간암은 간세포에 산소가 공급되지 않아 발생하는 것이다. 유방암이나 대장암·직장암·뇌종양 또한 마찬가지다. 각각의 세부 원인을 통해 각 장기에 산소가 충분히 공급되지 않으면 어느 장기이든 암이 발병하는 것이다.

흡연이나 화학약품, 방사선, 트랜스지방, 포화지방산, 중금속 그리고 스트레스와 같은 수많은 요인 역시 각각의 기전을 통해 산소결핍을 만들어 암을 유발한다.

반대로 운동이나 물 혹은 항산화 성분을 섭취하면 각각의 기전을 통해 세포에 충분한 산소를 공급하므로 암이 치유되는 것이다.

발암요소가 어떤 과정을 거쳐 암을 유발하는지 〈5장. 암을 유발하는 세부요인〉에서 명백하게 밝힐 것이다. 또 녹차나 버섯, 각종 과일, 채소와 같은 항산화 식품들이 어떤 과정을 거쳐 산소결핍을 해소하고 암을 예방·치료하는지 〈6장. 암을 예방하고 치료하는 자연요법〉에서 원리적으로 설명할 것이다.

그렇다면 암이란 무엇이고 그 원인은 무엇인지 새롭게 정의해 보자.

❖ **윤태호의 암 정의** ❖

- 암이란 "세포의 염색체 결손(파괴, 재배치, 일탈)으로 인해 정상 세포와는 달리 세포의 증식과 재생, 배열, 사멸주기 등이 세포의 질서를 따르지 못하는 세포"를 말한다.

- 암의 원인은 "세포의 산소결핍 때문이다. 정상적인 에너지 대사는 에너지원(영양)-포도당-ATP라는 과정을 거쳐야 한다. 하지만 산소가 결핍되면 포도당이 ATP로 전환되지 못하고 바로 에너지 대사가 이루어진다. 그 결과 세포는 유전적 결손이 생기고, 생존을 위해 만성적인 산소결핍에 대응(적응)하여 '변종 세포'가 되는 것"이다.

- 암의 특징은 "산소 대사를 하지 못하고 당 대사를 하므로 에너지 대사 효율이 10~20%에 불과하다. 이때 많은 젖산과 활성산소가 발생하여 체내의 산소결핍 현상을 가중시킨다. 암세포는 수명이 일정치

않지만 영생불멸하지도 않는다. 암세포는 산소 공급이 중단되면 죽고, 산소가 충분히 공급되면 정상 세포로 바뀐다. 또 암은 일정한 정도의 산소결핍 환경에서 유발되며 암은 전이되지 않는다"

- 암의 통증은 "산소결핍으로 고통받는 세포가 산소를 공급해 달라고 호소하는 절규"이다.

산소결핍은 유일한 암 유발요소다.
산소결핍에 영향을 주는 요소는 다양하다.
그 중 면역과 활성산소는
산소결핍에 영향을 주기도 하고 받기도 하며,
또 다른 2차적 요인에도 영향을 받는다.
이를 연계요인이라 한다.

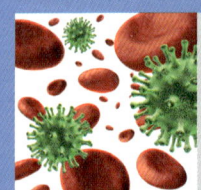 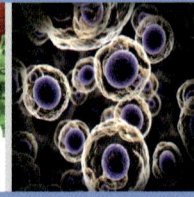 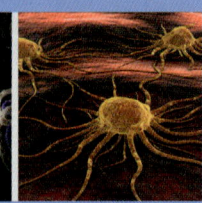

암의 연계 요인

4장

01

면역과 암

• **면역이란?**

우리 몸에는 세균이나 바이러스 등 외부로부터 적이 침투하면 이를 방어하는 기능이 있는데 이 시스템을 면역체(백혈구)라고 한다. 만약 면역력이 부족하면 우리 몸은 적의 침입에 대응할 수 없어 많은 질병에 노출된다. 장기에서 만들어진 면역세포는 림프절, 편도선, 비장 등에 저장되었다가 필요할 때 활용된다. 면역을 생산하는 장기에는 골수, 흉선, 림프절, 비장 등이 있다.

감기에 걸리면 열이 나는데 그 이유는, 백혈구가 바이러스를 공격하는 과정에서 많은 에너지를 사용하기 때문이다. 이 과정에서 바이러스도 죽지만 백혈구도 수일 내 모두 죽는다. 이때 죽은 바이러스와 백혈구 사체들이 체내에 쌓인다. 감기 몸살을 앓은 후 소변 색깔을 보면 탁한데 그 이유도 백혈구와 바이러스 혹은 세균 사체가 몸 밖으로 배출되기 때문이다.

감기에 걸리면 몸 여기저기 아픈데 그 이유는 두 가지다. 하나는 바이러스 퇴치 과정에서 산소를 많이 사용함으로 인해 발생하는 활성산소에 의해 세포가 산화하여 혈류를 방해하기 때문이고, 다른 하나는 바이러스와 백혈구 사체가 노폐물이 되어 혈류를 방해하여 세포에 산소가 부족해지기 때문이다.

백혈구 중 NK(Natural Killer)세포는 어떤 정보(항체)가 없이도 적군을 구별하여 즉각 공격한다고 알려졌다. 우리 몸에서 건강한 사람도 매일 수만 개의 암세포가 발생하는데 이 암세포를 탐식하는 것이 곧 NK세포다. NK세포는 정상 세포에는 손상을 주지 않고 암세포만 공격하는 특징이 있다고 한다.

우리 몸은 면역력이 충분해야 바이러스, 세균, 암세포를 사멸시키고 또 그로부터 나온 죽은 세포찌꺼기들을 처리, 정화할 수 있다. 면역력은 암의 증식을 억제하는 중요한 역할을 하는 인체 방위시스템으로 암을 예방하려면 면역력이 떨어지지 않도록 해야 한다. 특히 암 환자라면 면역력을 높이는 데 관심을 기울여야 한다.

• 암 환자는 면역력이 떨어져 있다

현대 의학은 정상적인 사람에게서도 매일 1,000개에서 5,000개 정도의 암세포가 발생한다고 밝혔다. 그러나 건강한 사람의 경우에도 암세포가 발생하지만, 면역세포가 암세포를 사멸하기 때문에 암으로 진행되지는 않는다.

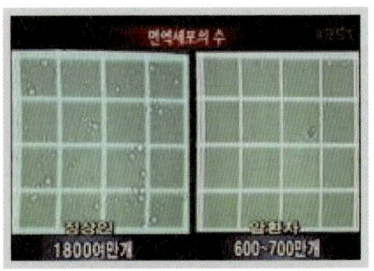

암 환자의 면역세포 수(KBS)

KBS가 취재 방영한 바에 의하면 30cc에 들어있는 면역세포 수가 정상인은 약 1800만 개인데 반해 암 환자는 그 1/3 수준인 600~700만 개에 불과하다.

면역력이 부족하면 암세포를 사멸시킬 수 없다. 따라서 일상에서 발생하는 수만 개의 암세포를 사

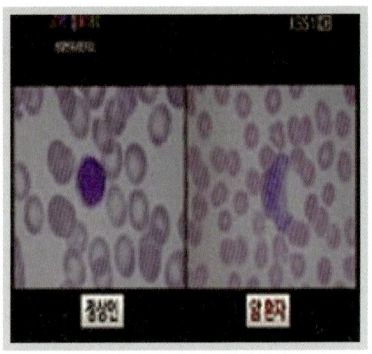

정상인과 암 환자의 NK세포(KBS)

멸하지 못해 암세포의 수가 점점 늘어난다. 사진 자료를 보면 암 환자의 NK세포는 정상인의 NK세포에 비해 그 수도 적을 뿐만 아니라 형태도 일그러져 있는 것을 볼 수 있다. 이런 면역세포로는 암세포를 제대로 공격할 수 없다.

면역력이 강할 때는 적군을 한 번에 제압하여 싸움을 빨리 끝낼 수 있다. 하지만 면역력이 약하면 암세포 혹은 바이러스와의 싸움이 길어

지고, 지속적인 싸움 과정에서 활성산소에 의해 많은 노폐물이 쌓여서 혈액이 탁해진다.

따라서 면역세포가 세균을 지나치게 자주 공격하는 상황은 좋지 않다. 백혈구가 세균이나 바이러스와 싸움하는 과정에서 혈액이 오염되기 때문에 지속적으로 세균에 노출되는 상황을 피해야 한다. 이것이 쾌적한 실내 환경과 청결한 생활이 필요한 이유다.

• 면역력은 발생한 암을 사멸한다

암에 대한 대처는 암이 발생할 수 있는 근원 즉, 산소결핍 상태를 피하는 것이 가장 중요하다. 하지만 이미 발생한 암을 사멸하여 암세포의 증식을 억제하는 면역력도 중요하다. 면역학자 아보 교수가 밝힌 바에 따르면, 말기 암 환자도 한 번의 면역치료로 수명이 4개월 연장될 수 있다.

KBS 과학카페가 취재 방영한 바에 의하면 항암치료와 면역세포 요법을 병행했을 때 생존율이 20% 이상 높았는데 그 이유는 면역력에 의해 암세포의 증식이 억제되었기 때문이다.

02 활성산소와 암

▌　　　　　현대 의학은 활성산소가 암을 유발한다는 사실을 밝혔다. 하지만 그 기전을 밝히지 못해 다른 암 발병요인들과 함께 매우 혼란스러워하고 있다. 활성산소는 세포뿐만 아니라 인체 내 모든 대사물질을 산화시키고 파괴하는 맹독성 물질이다. KBS가 경희대 기초의과학센터에 의뢰해서 실험한 바에 따르면, 활성산소를 쥐의 신경세포에 주입하자 1분 이내에 세포막이 파괴되었다. 이때 파괴된 세포는 노폐물이 되어 피를 탁하게 만든다. 활성산소는 세포를 파괴하고, 그 과정에서 죽은 세포들로 인해 혈액이 탁해지며 그 결과 세포는 산소

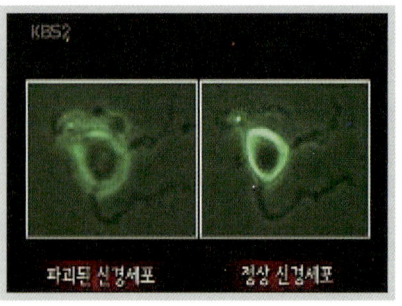

활성산소에 파괴된 세포(경희대)

결핍으로 발암 환경에 노출된다.

그러나 현대 의학이 분석한 것처럼 활성산소가 직접적으로 암을 유발하는 것은 아니다. 활성산소에 의해 파괴된 세포는 이미 죽었기 때문에 암이 될 수 없다. 활성산소가 세포에 '산소결핍을 초래'하여 정상 세포에 암을 유발하는 것이다.

- 활성산소란?

대다수 원소는 최외곽 전자수가 8개(수소와 헬륨은 예외적으로 2개)의 분자구조 상태일 때 안정된 상태가 된다. 산소는 최외곽 전자수가 6개이므로, 부족한 두 개의 전자를 채워 안정적인 상태가 되려는 성질이 강하다.

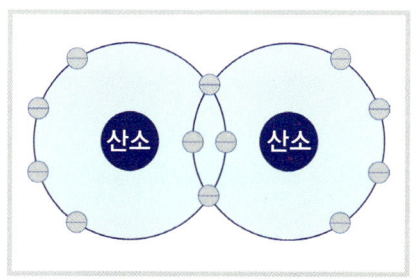

안정된 상태의 산소분자 (O_2)

따라서 단독으로 존재하지 않고 O_2 상태로 존재하거나 다른 원소와의 결합을 통해 안정 상태를 만든다. 이처럼 전자를 주거나 얻는 원소 간의 활동을 '결합'이라고 한다.

그런데 어떤 과정을 통해 산소가 불안정한 상태(최외곽 전자수가 8개가 아닌 상태)가 될 수 있다. 이런 불안정한 상태의 산소를 통

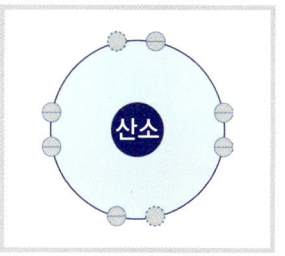

불안정한 상태의 산소
(=활성산소)

들어 활성산소라고 한다.

　분자 상태가 불안정한 활성산소는 안정된 상태가 되기 위해 다른 원소와 결합한다. 그 속도는 빛의 속도에 견줄 만큼 매우 빠르다. 이때 활성산소와 결합된 대사물질은 산화된다.

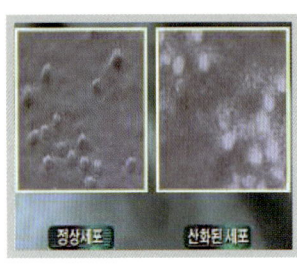
활성산소로 괴사한 세포(KBS)

　예를 들어 활성산소가 지방세포와 결합하면 과산화지질이 된다. 과산화지질은 점도가 매우 높기 때문에 혈관 벽에 침착하여 동맥경화의 원인이 될 뿐만 아니라 혈관을 막기도 한다. 과산화지질은 인체 어디든 영향을 미친다. 시신경을 막으면 백내장이 되고 신장의 사구체를 막으면 신부전이 될 수 있고 췌장혈관을 막으면 당뇨가 될 수도 있다. 그리고 뇌 조직을 공격하면 혈류를 막아 산소결핍으로 뇌경색이 되기도 한다. 활성산소는 인체의 모든 세포, 모든 조직을 닥치는 대로 파괴하고 혈류를 방해하여 결국 산소결핍으로 암을 유발한다.

• 활성산소가 발생하는 이유

　활성산소는 일상생활에서 상시로 발생한다. 인체의 대사과정에서 활성산소가 발생하는 이유는 바로 산소결핍 때문이다. 만일 대사과정에서 산소량이 부족하여 에너지원을 충분하게 연소할 수 없으면 불완전 대사가 발생한다. 대사과정에서 부족한 산소를 나눠 사용하기 때문이다. 이는 마치 자동차를 운행할 때 산소가 부족하면 불완전 연소가 발생하면서 일산화탄소(CO)가 발생하는 것과 같은 원리다. 불을 피울 때도 산소가 부족하면 불완전 연소로 인해 많은 일산화탄소가 발생하는 것이다.

산소결핍이 활성산소를 만든다는 사실을 알 수 있는 실험결과가 있다. KBS가 혈액순환 장애를 겪고 있는 20대 여성에게 창문을 닫고 자던 습관에서 창문을 열고 잔 후 15일 동안의 변화를 관찰했는데 뭉쳐있던 혈구들이 정상화되었고 활성산소 수치도 10%(346-> 314) 가까이 줄어들었다. 창문을 열고 자는 동안 활성산소가 줄어든 이유는 바로 산소가 충분히 공급되었기 때문이다.

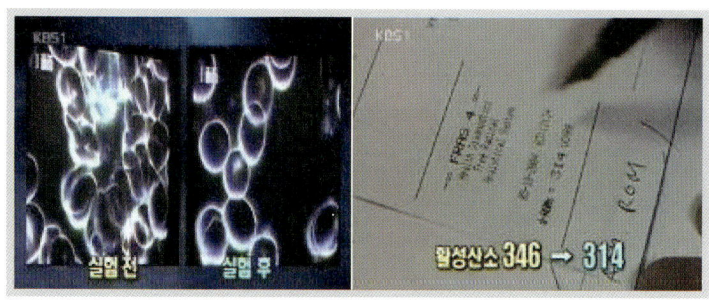

창문개폐 여부에 따른 혈구와 활성산소 변화(KBS)

그리고 심호흡을 30분 정도 하면 활성산소가 20%나 줄어든다는 사실도 밝혀졌는데 이는 산소결핍으로 인해 활성산소가 발생한다는 사실의 반증이다.

대기 중에는 약 21%의 산소가 있다. 그런데 밀폐된 방에서 생활할 경우 산소 농도가 시간당 0.1% 정도 감소하며 이산화탄소는 10배 이상 증가한다. 실내 이산화탄소 농도가 4% 이상 될 경우 산소결핍으로 인한 두통·출혈 등이 나타나기도 한다.

또한, 실내에는 화학섬유로 만든 옷에서 나오는 미세먼지, 포름알데히드와 같은 환경 오염물질, 전자제품, 가스레인지 등의 사용으로 인해 일산화탄소의 양도 증가한다. 특히 일산화탄소는 적혈구 속의 헤모글로빈이 산소와 결합하는 것을 방해한다. 이러한 환경들이 세포의 산소결핍을 초래하고 불완전 대사가 일어나 활성산소가 발생한다.

과식했을 경우에도 대사의 양이 늘어나기 때문에 산소가 부족해지므로 완전대사가 어려워져서 활성산소가 발생한다. 과격한 운동 후에도 활성산소가 크게 증가한다. 그 이유는 과도한 에너지 대사로 인해 산소부족으로 불완전 대사가 일어나기 때문이다. 실제 축구 선수들을 대상으로 운동 직후 활성산소의 양을 측정한 결과 정상치를 넘는 수치를 보였다.

이 밖에도 스트레스, 중금속, 자외선, 방사선, 초음파, 대기오염물질, 환경호르몬, 식품 첨가제, 과로, 항생제, 과격한 운동, 농약, 항암제, 전자파, 음주 등은 활성산소를 발생하는 요인이다.

이처럼 외부의 유해물질에 대응하기 위해서는 많은 에너지를 사용하기 때문에 인체는 산소결핍으로 활성산소가 발생한다.

• 활성산소와 면역

여러 가지 이유로 인해 인체 내 활성산소가 발생하면 면역력은 크게 위축되는데 그 이유는 두 가지다.

첫 번째는 활성산소의 독성에 의해 면역세포가 파괴되기 때문이다. 실험결과 몸속에 활성산소가 많을 경우 면역세포는 정상적인 형태를 띠지 못하고 일그러져 있는 것을 볼 수 있는데 이러한 면역세포는 암세포를 제대로 공격할 수 없다.

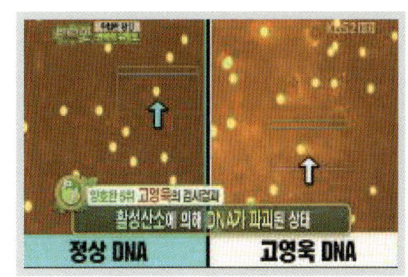

활성산소와 면역(KBS)

두 번째는 활성산소가 면역력을 생산하는 림프구와 골수를 파괴해서 면역 세포의 생산을 감소 시킨다. 활성산소로 인해 면역 개체 수가 줄어들면 발생한 암세포를 충분히 사멸시킬 수 없다.

산소결핍에 영향을 줘서
암을 유발하는 부수적인 요소는 수없이 많다.
암을 치료하기 위해서는
암 유발 요소들이
산소결핍에 어떻게 영향을 줘서
암을 유발하는지 알아야 한다.

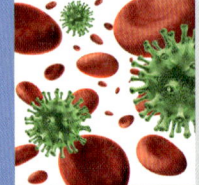
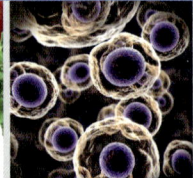
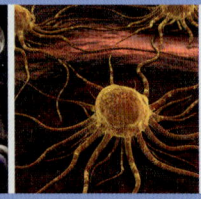

암을 유발하는 세부요인

5장

01
암을 유발하는 인체구조

• 신부전과 암

　신장은 이뇨작용을 통해 몸속의 노폐물을 걸러내는 기관이다. 성인의 경우 신장은 1분에 220cc를 걸러낸다. 그런데 신장기능이 떨어지면 걸러낼 수 있는 양이 점점 적어진다. 신장이 걸러낼 수 있는 양이 1분에 150cc 이하가 되면 인체에 노폐물이 많아진다. 70cc 이하로 떨어지면 신부전이 된다. 이 경우 인체에 노폐물이 과도하게 많이 쌓이고, 혈액순환 장애로 세포에 산소 공급이 어려워진다. 따라서 만성 신부전은 암을 유발할 수 있다.

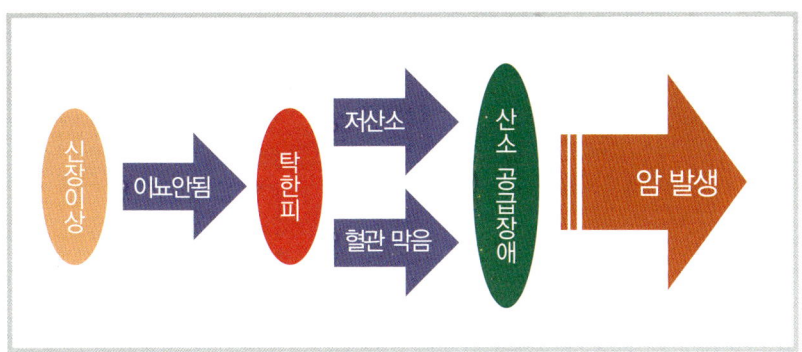

신부전의 암 유발 계통도(윤태호)

• 당뇨와 암

　당뇨병은 암에도 큰 영향을 미친다. 당뇨에 걸리면 고혈당이 혈관을 타고 다니면서 각종 미세혈관을 막는다. 즉, 심장혈관, 신장의 사구체, 시신경, 생식기의 혈관, 뇌혈관 등이 영향을 받는다. 따라서 당뇨에 걸려 일정 기간이 지나면 세포에 산소 공급이 원활하지 못해 암을 유발할 가능성이 높아진다.

　우리나라에선 최근 당뇨병이 기하급수적으로 늘어나고 있다. 질병관리 본부의 통계에 따르면, 2012년 현재 당뇨 환자는 500만 명이나. 즉, 당뇨병 환자가 전 국민의 10% 이상이라는 얘기다. 현재 당뇨합병증으로 인한 사망률이 OECD 회원국 중 1위이고 한해 10여만 명이 당뇨로 사망한다. 물론 당뇨로 인해 사망하는 환자들도 결국은 뇌세포의 산소 결핍으로 사망한다. 당뇨는 산소결핍을 만드는 원인이므로 암 환자는 당뇨를 본질적으로 치료해야 한다. 당뇨의 원인과 치유 원리에 대해서는 필자의 **'당뇨병 약 없이 완치할 수 있다'** 책을 참고하기 바란다.

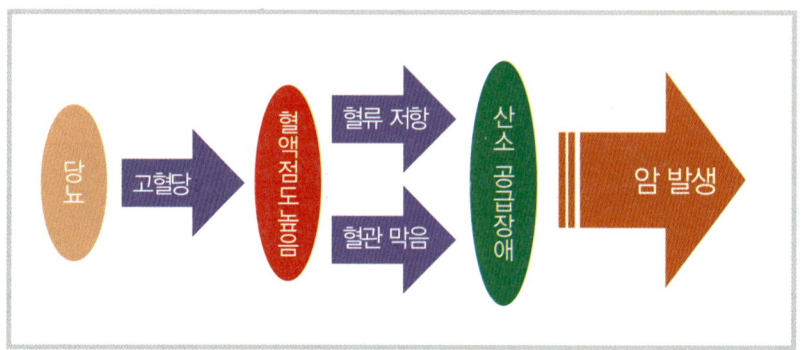

당뇨의 암 유발 계통도(윤태호)

• 비만과 암

　지난 2006년 연세대 지선하 교수팀이 국내 건강 검진자 120만 명을 12년간 추적, 조사한 바에 따르면 비만한 사람은 정상 체중인 사람에 비해 암으로 숨질 가능성이 남자 64%, 여자 31% 높았다.
　한양대 병원의 조사에서도 비만인 경우 정상인보다 대장선종 암이 10.8배 높았다. 미국 암학회도 비만인 경우 신장암 및 식도암이 3배 높고, 또 자궁암의 경우 3.5~5배 높다고 밝혔다.

　미국 암학회에서 16년 동안 비만과 암과의 관계를 조사한 결과, 체질량 지수 40 이상의 고도비만인 경우 암으로 사망할 위험이 남자는 52%, 여자는 62% 나 더 높았다. 그리고 중성지방이 150mg/dl 이상이면 정상인보다 유방암 발생 비율이 3배 이상 높다고 한다.

비만한 사람은 지방세포와 저밀도 콜레스테롤이 많다. 따라서 비만인 사람은 혈류가 원활하지 못하다. 따라서 산소부족으로 암 발병 가능성이 높아진다.

• 중성지방과 암

우리 몸은 영양분을 섭취하고 소모하기를 반복하면서 생명 현상을 이어간다. 이때 섭취한 영양과 소모한 영양의 비율이 일치하는 것이 이상적이다. 그런데 흡수한 양보다 소모량이 적거나 과식을 하거나 운동량이 지나치게 적을 경우 섭취한 영양분을 소모하지 못하여 남는 영양분은 체내에 축적된다. 그것이 이른바 복부지방과 중성지방이다.

특히 식사 후에 잠을 자면 흡수한 영양분을 처리하지 못하여 중성지방을 크게 증가시킨다. 이러한 지방들은 점도가 매우 높아서 혈액순환 장애로 세포에 산소 공급을 방해하여 암 발생 가능성을 높인다.

국립암센터의 조사에 의하면 중성지방이 기준치를 초과한 경우 유방암 발생 비율이 35%나 증가하는 것으로 밝혀졌다. 그 이유는 중성지방이 혈류를 방해하여 산소결핍을 만들기 때문이다.

• 냉증과 암

체온이 1℃ 내려가면 면역력이 30% 내려가고, 체온이 1℃ 올라가면 면역력이 5배나 올라간다. 그 이유는 체온이 내려가면 혈관이 수축하므로 산소 공급이 원활하지 못하기 때문이다. 암 환자들은 대체로 체온이 낮다는 사실 때문에 혹자는 암은 냉증35℃체온을 좋아한다고 말한다. 하지만 이는 바른 분석이 아니다. 암세포가 차가운 것을 좋아하는 것이 아니고 혈액순환이 좋지 않아 산소결핍과 면역력의 저하로 암이 된 것이다.

이상에서 밝힌 암을 유발하는 인체 구조적인 증상들을 표로 요약하면 아래의 표와 같다.

※ 윤태호의 인체 구조적 암 발생 요인 계통도

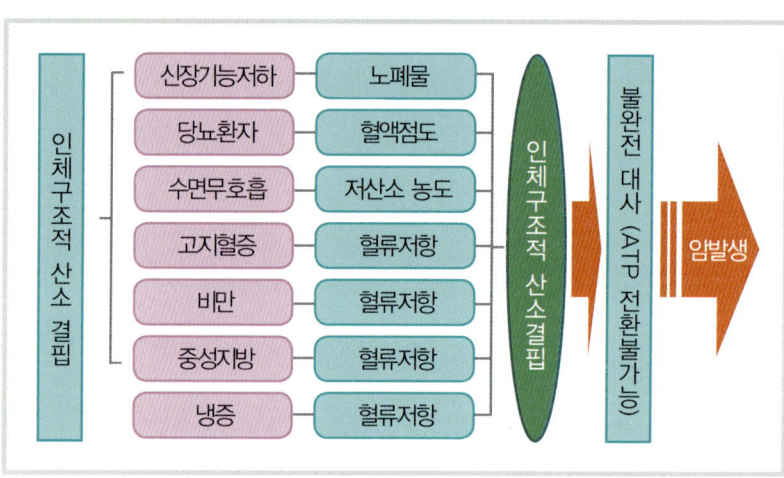

02

암을 유발하는 환경적 요소

▎ 산소 공급을 방해하고 면역력을 떨어뜨리는 요소 중 외부 환경적인 요소가 있다. 외부 환경적인 요소들이 어떻게 산소 공급을 방해하고 면역력을 떨어뜨려 암을 유발하는지 알아보자.

- 실내 산소 농도와 암

아무리 건강한 사람도 장기간에 걸쳐 저산소 환경에 노출되면 혈중 산소포화도가 낮아진다. 아파트와 같은 밀폐된 공간에서는 각종 전기기구 사용, 연소물질, 일산화탄소, 이산화탄소 등으로 실내 공기가 오염된다. 이로 인해 산소 공급량이 줄어들거나 산소사용 효율이 떨어지면 세포에 흡수되는 산소의 양이 부족해진다. 그리고 산소가 부족해지면 산소를 나눠 가지려고 적혈구들이 서로 엉겨 붙게 된다. 이때 엉겨 붙은 혈구들이 혈액 순환을 방해하여 암이 발생한다.

- **대기오염 물질과 암**

  자동차 매연, 빌딩 난방, 가정 난방, 화력발전소, 폐기물 소각 등의 대기오염 물질은 암을 유발한다. 이러한 물질은 공기를 탁하게 만들고 많은 양의 활성산소를 발생시킨다. 활성산소에 의해 지방과 단백질이 산화되고 백혈구가 파괴되어 혈액이 탁하게 된다.

  특히 대기오염 물질 중 일산화탄소는 인체에 치명적이다. 혹 1~2%의 산소를 더 마시더라도 일산화탄소의 농도가 높으면 그 효과가 크게 줄어든다. 일산화탄소가 헤모글로빈과 결합하려는 힘은 산소보다 200배 이상 강하다. 저산소 상태가 만성화하면 두통, 구토, 오심, 권태, 집중력 저하, 기억력 저하 등의 증상이 나타난다. 이러한 것은 일산화탄소에 의한 산소 전달 효율저하 때문이다.

  대기오염 물질 중에서 특히 일산화탄소를 유난히 까다롭게 규제하는 것도 그러한 이유(산소 전달 효율저하) 때문이다. 간접흡연으로 인한 일산화탄소에의 노출 또한 피해가 크므로 대부분 공공장소에서 흡연을 규제하는 것이다. 노약자가 생활하는 밀폐된 장소에서의 흡연은 치명적인 결과를 초래한다. 그러므로 암 환자는 물론 건강한 사람도 반드시 금연해야 한다.

  일산화탄소가 암 유발은 물론 건강에 해로운 이유는 산소흡입 효율을 크게 떨어뜨리기 때문이다. 과거에는 연탄가스로 인한 일산화탄소에 노출되어 사망자가 많이 발생하였으나 최근에는 자동차, 공장 매연, 쓰레기 소각장 및 각종 화학제품 제조 과정 등에서 각종 연소물의 불완전 연소로 인해 일산화탄소가 많이 발생하고 있다.

일산화탄소는 혈액 중에도 0.3~0.8%가량 존재하는데 대부분 외부에서 흡입된다. 대기 중 일산화탄소는 대부분 자동차 배기가스에 의해 발생하는 것으로 알려져 있다.

- 흡연과 암

암을 언급하면서 흡연을 빼놓을 수 없다. 전 세계적으로 흡연 때문에 사망하는 인구가 자그마치 연간 300만 명이다. 영국 의사인 돌Doll과 힐Hill이 『흡연과 폐암』이라는 제목의 논문에서 비흡연자는 10만 명당 7명이 폐암 환자인 반면 흡연자는 10만 명당 90명으로 무려 13배나 더 많다고 밝힌 바 있다. 미국의 경우 폐암 사망자의 90%가 흡연자이며 간접 흡연자도 비흡연자보다 폐암에 걸릴 확률이 5배 이상 높다고 한다. 그렇다면 흡연이 암을 유발하는 과정을 살펴보자.

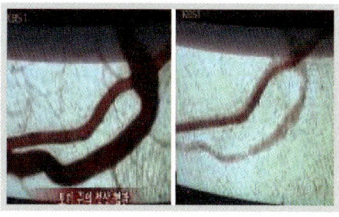

정상혈관 VS 흡연 후 혈관(KBS)

담배 연기는 최고 45,000ppm(담배 연기 중 4~5%)의 일산화탄소를 함유하고 있다. 고농도의 일산화탄소에 노출되면 적혈구 속의 헤모글로빈과 일산화탄소가 급속하게 결합한다. 그러면 헤모글로빈이 산소와 결합할 수가 없다. 따라서 인체는 산소 전달 능력이 떨어져 산소부족으로 암 발생 가능성이 높아진다.

그뿐만 아니라 담배에는 4,000여 종의 유해 물질이 들어 있다. 이와 같은 유해 물질이 들어오면 많은 활성산소를 발생시킨다. 그 결과 과산화지질이 발생하고 혈관을 좁게 만들어 산소 공급을 방해한다. 흡연하는 동안 산소포화도가 15%가량 낮아지는 이유도 그 때문이다.

실제 흡연을 하면 혈관이 급속도로 좁아지는 실험 결과가 있다. 일본 국립공중위생원에서 토끼에게 담배 연기를 맡게 하고 혈관의 변화를 관찰했다. 그 결과 불과 10초도 안 되어 혈관이 거의 보이지 않을 정도로 좁아졌다.

KBS가 고대병원 심완주 교수에게 의뢰해 분석한 바에 따르면, 흡연 직후에 관상동맥 저항지수가 크게 증가하며 혈류량이 급격하게 떨어졌다. 40대 흡연자를 대상으로 실험한 결과를 보면 흡연 직전에는 정상이었던 혈관 경직도가 흡연 5분 만에 1240에서 1280으로 크게 높아졌고 그 상태는 무려 45분이나 지속됐다. 혈관 경직도가 높아지면 산소 전달에 방해가 된다.

담배 속의 유해 물질들은 인체의 면역력도 떨어뜨린다. 한국 생명과학회지(2000년)의 기사에 따르면 하루에 15분씩 3회를 4주간 간접흡연에 노출시킨 쥐들의 기관지는 점막이 대부분 손상되었고 섬모도 송두리째 뽑혀 있었다. 흡연으로 인해 점막이 제 기능을 못 해 세균의 침입을 막을 수 없게 된다. 흡연이 면역력을 떨어뜨리는 이유는 산소결핍과 다량의 활성산소가 발생하기 때문이다.

흡연이 다른 조직보다 폐포에 암을 더 많이 발생시키는 이유 또한 고농도의 일산화탄소가 폐에 일차적으로 영향을 끼쳐 산소결핍에 노출되기 때문이다.

• 자외선과 암

자외선에 장시간 노출되면 피부암, 백내장 등이 발병한다. 그 이유는 자외선으로 인해 활성산소가 발생하여 지방을 산화시키고 단백질이 파괴되기 때문이다. 파괴된 단백질은 노폐물이 되어 혈액을 탁하게 만들고 탁한 혈액은 산소 공급을 방해하여 발암 가능성이 높아진다.

백내장 환자의 경우 자외선으로 인해 시신경의 활성산소 농도가 정상인보다 2~10배나 높은 것도 자외선이 시신경 세포에 산소결핍을 만들어 암을 유발한다는 논리를 뒷받침한다.

• 중금속과 암

모발검사를 해보면 납, 수은, 카드뮴, 각종 화학성분 등 다양한 종류의 중금속이 검출된다. 이러한 중금속들은 일단 몸속에 들어오면 쉽게 배출되지 않는다.

중금속은 활성산소를 유발하여 산소결핍을 만들 뿐만 아니라 백혈

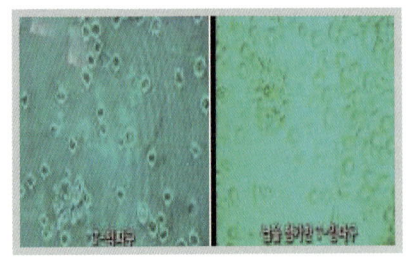

납 첨가 전, 후 백혈구 형태(KBS)

구의 기능마저 현저히 약화시킨다. KBS가 대구 가톨릭대학교 허용 교수팀에 의뢰해 실험한 바에 의하면, 납을 첨가한 혈액에서는 T임파구의 형태가 일그러진 모습을 보였다. 그리고 중금속에 노출된 백혈구는 암 환자의 백혈구 모습과 흡사하다. 결국, 중금속은 많은 활성산소를 생성시키고 백혈구를 무력화시켜 암을 유발한다.

우리가 모르는 사이에 중금속에 노출되는 경우가 적지 않다. 그 첫번째는 아말감이다. 수은과 주석의 합금인 아말감은 충치 치료에 많이 사용된다. 최근에는 사용을 줄이고 있지만, 우리나라 전체 충치 환자의 약 30%가 아말감으로 치료를 받고 있다.

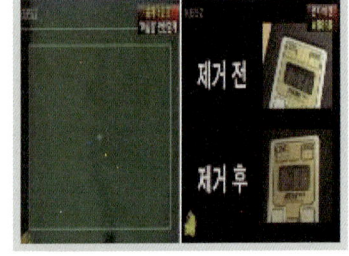

아말감 제거 전후 수은증기(KBS)

아말감의 부작용은 매우 심각하다. 아말감은 암을 유발할 뿐만 아니라 청소년의 성장에 장애를 준다. 아말감이라는 중금속을 치아에 넣은 상태로 음식물을 씹고 삼키는 행위는 자살행위나 다름없다. 아말감을 특수 필터로 촬영해 보면 수은 증기가 뿜어져 나오는 것을 볼 수 있다. 수은은 증발성이 매우 강해서, 의료진들도 중무장하고 치과 진료를 한다.(감기에 자주 걸려 고생하거나 아토피로 고생하는 아이들이 치아에 아말감을 끼운 상태라면, 아말감을 제거해 보라. 감기

에 잘 걸리지도 않고 키도 잘 자란다)

다음으로, 코팅된 프라이팬을 들 수 있다. 프라이팬의 코팅 성분은 테플론PFOA이라는 중금속으로, 조리할 때 음식물이 프라이팬에 들러붙지 않도록 하는 기능이 있다. 하지만 테플론은 조리할 때마다 음식과 함께 몸속으로 흡수된다. 테플론 역시 활성산소를 발생시킬 뿐만 아니라 백혈구를 무력화시키고 혈액을 탁하게 만들어 암을 유발한다. 그 외에도 음식이나 각종 조리 기구를 통한 중금속 오염원이 적지 않다.

- 환경호르몬과 암

일상에서 사용하는 플라스틱 용기, 섬유 유연제 등과 같은 생활용품에는 다양한 종류의 환경호르몬이 들어있다. 환경호르몬은 특히 폐비닐이나 폐플라스틱을 소각할 때 많이 발생한다. 환경호르몬이 체내에 들어오면 많은 활성산소를 발생시켜 암을 유발한다.

특히 주방에서 사용하는 플라스틱 용기를 가열하여 사용하거나 플라스틱 밥주걱을 전기밥통에 넣어 두는 것은 환경호르몬 덩어리를 먹는 것과 같다.

또한, 환경호르몬은 여성의 자궁암을 유발할 수 있다. 환경호르몬으로 인해 많은 생리혈이 자궁벽에 흡착하여 굳어지면 자궁부위의 산소결핍을 초래한다. 따라서 산소결핍으로 생리통이 발생한다. 그 상태가 지속되면 만성적인 산소결핍으로 자궁암을 유발할 수 있다.

• 농약과 암

　농약은 해충과 세균을 죽일 만큼 독성이 강하다. 일상에서 섭취하는 과일과 채소에는 미량이나마 농약 성분이 묻어 있고, 제초제는 과일이나 채소의 뿌리로 흡수되어 음식물 섭취를 통해 몸에 들어올 수 있다. 농가에서는 과수나무가 병에 걸리면 과수목에 직접 농약을 주입하기도 한다. 이러한 농약 성분이 체내에 들어가면 활성산소를 만들어 중금속과 유사한 메커니즘을 거쳐 암을 유발할 수 있다.

암을 유발하는 식생활

인체는 섭취한 음식으로부터 매우 큰 영향을 받는다. 따라서 어떤 식품이 산소결핍을 초래하는지 아니면 해소하는지 아는 것은 매우 중요하다. 먼저, 산소 공급을 방해하고 면역력을 떨어뜨리는 식생활에는 어떤 것들이 있는지 알아보자.

• 과식과 암

인체는 음식물을 통해 에너지를 생산하고 세포분열을 통해 성장한다. 몸속으로 들어간 음식물은 혈관을 타고 세포로 흡수된다. 흡수된 음식물은 포도당으로 바뀌고 포도당은 미토콘드리아에서 산소와 결합하여 ATP라는 생체에너지로 전환되어 사용된다. 이때 만일 산소가 부족하면 불완전 대사로 인해 활성산소가 발생한다.

KBS가 부산대 정희영 교수팀에 의뢰해 열량 섭취와 활성산소와의 관계를 알아보기 위해 4주간의 쥐 실험을 했다. 한 쪽 쥐는 자유식을 하도록 했고 다른 쪽은 상대적으로 섭취 열량을 40% 적게 먹였다. 그 결과 소식을 한 쥐의 경우 활성산소가 20% 정도 적게 나타났다. 또 자유식을 한 쥐보다 평균 수명이 40% 가까이 길었다. 그리고 미국 국립암연구소의 연구결과에서도 30% 줄여서 소식을 한 원숭이는 수명이 30%나 길다는 사실을 밝힌 바 있다.

소식이 장수의 비결이라는 사실은 많은 연구 결과에서 밝혀졌는데 그 이유는 소식으로 인해 활성산소의 발생량을 감소시킬 수 있기 때문이다.

이와는 반대로 과식을 할 경우에는 다량의 활성산소가 발생한다. 그렇다면 과식을 할 경우 활성산소가 많이 발생하는 이유는 무엇일까?

과식하면 보다 많은 양의 에너지원을 연소해야 하므로 산소부족 현상이 발생한다. 따라서 가용한 산소량 이상의 대사를 하려면 불완전연소가 발생한다. 음식을 먹고 바로 잠을 자면 소화가 안 되는 것도 산소를 충분히 흡수하지 못하기 때문이다. 과식 후에 졸리는 이유도 소화를 위해 위장이 많은 산소를 소모해서 뇌세포에 산소가 고갈되기 때문이다.

현대 의학은 산소 공급량이 많아지면 여분의 산소가 활성산소가 된다고 말하는데 이는 사실이 아니다. 산소가 많아서 발생하는 것이 아니고 산소가 부족하면 불완전한 에너지 대사로 인해 불안정 상태의 산소 즉, 활성산소가 발생하는 것이다. 등산할 때 처음에는 피로하다가 몇 시간 지나면 오히려 피로가 풀린다. 이러한 현상은 호흡을 통해 들어온 다량의 산소가 에너지 대사를 정상화하고 활성산소와 피로물질을 배출하기 때문이다.

KBS가 인제대 서울 백병원 강제원 교수에 의뢰하여 6명의 30~40대의 남녀를 대상으로 현재 섭취하는 열량보다 30%를 줄여 4주간 실험했다. 그 결과 중성지방이 평균 30 이상 크게 낮아졌고 콜레스테롤 역시 크게 낮아졌다. 이들은 평균 산소 섭취능력이 17%나 증가했으며 활성산소 역시 크게 낮아졌다.

워싱턴대 루이지 폰타나 교수는 소식군 18명에게 하루 평균 1,700Kcal를 섭취하게 하고 또 다른 18명에게는 전형적인 미국 식단과 같은 2,800Kcal를 섭취하게 했다. 3년간 실시한 결과 소식을 한 사람은 체질량 지수, 체지방, 복부지방이 모두 크게 줄었다.

과식하면 산소 요구량이 많아진다. 게다가 과체중으로 혈류가 나빠져 산소 전달 능력을 떨어뜨려 산소결핍 현상을 가중시킨다.

- ### 설탕 섭취와 암

설탕은 그 자체가 매우 큰 점성을 가지고 있다. 따라서 설탕을 섭취하면 마치 포화지방을 섭취한 것처럼 혈액의 점도가 높아져 산소 공급을 방해한다. 그리고 중성지방의 증가와 지방간을 만들어 이차적으로 산소 공급을 방해한다.

한남대에서 실험용 쥐에게 고지방 먹이, 고콜레스테롤 먹이, 고설탕 먹이를 각각 한 달간 먹인 뒤 일반 전분을 먹인 쥐와 체중 변화를 비교했다. 실험 결과 고농도의 설탕을 먹인 쥐들은 고지방이나 고농도 콜레스테롤을 먹인 쥐보다 10~20% 이상 많은 체중 증가를 보였다. 고농도 설탕을 섭취한 쥐가 고지방이나 고콜레스테롤 먹이를 섭취한 쥐보다 지방간도 더 많았고, 특히 중성지방의 증가가 컸다. 결론적으로 설탕을 과다 섭취하면 혈류가 나빠져 산소결핍으로 암을 유발한다.

설탕은 혈류장애뿐만이 아니고 면역력도 떨어뜨린다. 고대 안산병원 진단검사의학과에서 설탕과 백혈구의 관계를 실험했다. 20대의 건강한 남녀 3명을 대상으로 설탕이 체내에서 어떤 역할을 하는지 실험했다. 일반인들이 하루에 먹는 100g의 설탕을 먹기 전·후 각각의 혈액 속에 염증을 유발하는 포도상구균을 넣고 혈액이 균에 어떻게 반응하는지를 살펴보았다.

설탕을 먹기 전 혈액의 백혈구는 평균 45개의 세균을 탐식했지만, 설탕을 먹은 후의 혈액은 단 7개밖에 탐식하지 못했다. 그리고 그 상태는 무려 5시간이나 지속됐다. 이처럼 설탕은 산소 공급을 방해할 뿐만 아니라 백혈구를 무력화시켜 암 발생 가능성을 크게 높인다.

독일의 생화학자 바르부르크는 '암세포의 신진대사가 포도당의 소비와 큰 연관이 있다' 는 연구를 통해 노벨의학상을 받았다. 하지만 그 기전을 밝히지는 못했다. 그렇다면 설탕이 암을 유발하는 이유는 무엇인가? 그 이유는 당에서 바로 대사가 이루어질 경우 불완전 연소로 인해 활성산소가 발생하고 대사 효율이 떨어져 다량의 젖산이 발생하기 때문이다. 이 경우 세포에 산소가 충분히 공급되지 못해 암이 발병하는 것이다.

스웨덴 캐롤린스카 연구소는 약 8만 명의 성인 남녀를 대상으로 섭취하는 음식과 췌장암의 발병률에 대하여 연구한 바 있다. 연구결과 평소에 설탕이 들어 있는 음식을 많이 섭취한 그룹이 그렇지 않은 그룹에 비해 췌장암이 두 배 가까이 높다는 사실을 밝혔다. 그 이유는 앞서 언급한 바와 같이 설탕이 중성지방을 높이고 백혈구를 파괴하기 때문이다.

참고로 설탕은 청량음료에 12%, 토마토케첩에는 25%, 콜라에는 11%, 오이피클에는 28%, 시리얼에는 35%, 이유식에는 10%, 햄버거 한 세트에는 32g, 케이크 한 조각에는 60g, 바게트 빵 3조각에는 50g, 자장면과 탕수육에는 72g이나 들어있다.

- 포화지방과 암

지방에는 불포화지방(고밀도콜레스테롤, HDL)과 포화지방(저밀도콜레스테롤, LDL)이 있다. 그중 불포화지방산은 우리 몸에서 혈류를 개선하는 좋은 지방이다. 반면 상온에서 굳는 성질을 가진 포화지방산은 끈적거리고 콜레스테롤 형태가 되어 혈류를 방해한다.

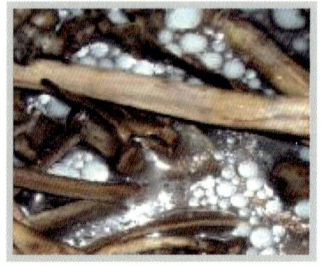

상온에서 엉긴 지방

돼지고기, 쇠고기, 닭고기와 같은 동물성 지방으로 대표되는 포화지방산을 섭취하면 인체에 콜레스테롤이 증가한다. 고기를 구운 후에 식으면 주변에 우윳빛 고체들이 엉겨 있는 것을 볼 수 있는데 이것이 포화지방이다. 포화지방산은 점도가 매우 높고 일정 온도 이하로 내려가면 고체상태가 된다.

콜레스테롤의 높은 점성은 그 자체로서 혈류를 방해할 뿐만 아니라 혈관 벽에서 죽종을 만들어 혈관을 좁게 만들고 모세혈관을 막는 요인이 되기도 한다. 따라서 혈류를 방해하여 산소 공급을 방해한다.

오레곤 주립대학교 의과대학 스완크Swank 박사는 '쥐에 동물성 고지방식을 먹이고 현미경으로 모세혈관을 관찰한 결과, 적혈구들이 엉겨 붙는 현상을 보였다. 그는 엉겨 붙은 적혈구들로 인해 뇌세포에서는 산소 공급량이 62%로 떨어진다' 는 연구 결과를 발표했다. 이는 동물성 지방을 지속적으로 섭취하면 혈류를 방해하여 산소결핍으로 인해 뇌세포가 위험해질 수 있다는 것을 의미한다. 뇌세포에 산소결핍이 발생하면 치매나 뇌경색이 발생한다. 다만 동물성 지방을 섭취해도 몇 시간 내에 일정 부분은 영양소로 흡수된다. 하지만 일정량 이상의 동물성 지방을 지속적으로 섭취하면 만성적인 산소결핍증을 초래하여 두통이나 만성 피로 증상이 올 수 있으며 결국 암이 발생할 수 있다.

포화지방은 과체중과 함께 암을 유발하는 요인이 된다. NCI에서 과체중 여성의 경우 자궁내막암 발생이 4배 이상 높다는 사실을 밝혔고, 미국 임상종양학회지는 과체중이 유방암 비율을 23% 높인다는 연구결과를 발표했다. 이처럼 포화지방을 섭취하면 비만과 함께 각종 암을 유발시키는 이유는 체내 콜레스테롤 수치를 높여 혈류를 방해하기 때문이다.

그리고 동물의 포화지방에는 다량의 환경호르몬이 축적되어 있는데 육식에서 채식으로 바꾸는 것만으로도 암의 예방에 큰 도움이 된다. 실제로 자궁암으로 임신을 포기하라는 권고를 받았던 한 40대 주부가 식단을 육류에서 채식으로 바꾼 뒤 자궁암이 치유되어 아이를 갖게 된 사례가 방송에 소개된 바 있다.

그리고 육류는 산소 함유량이 채소의 1/3~1/4에 불과할 뿐만 아니라 소화과정에서는 오히려 많은 산소를 필요로 한다. 따라서 육류를 과다하게 섭취하면 체내 산소결핍 현상을 부추겨 암을 유발한다.

- 트랜스지방과 암

트랜스지방은 이동성과 보관성을 높이기 위해 불포화지방산에 수소를 첨가하여 고체화시킨 지방이다. 트랜스지방은 포화지방 보다 높은 온도에서도 고체 상태가 되므로 매우 해롭다. 트랜스지방은 우리가 흔히 접하는 과자, 피자, 팝콘, 빵 등을 만들 때 사용된다. 트랜스지방은 몸에 흡수되었을 때 혈관의 경직도를 높이고 혈류를 방해하며 산소 공급에 악영향을 끼쳐 발암 가능성을 높인다.

그리고 트랜스지방이나 가열하여 산패되고 변성된 지방과 화학방부제가 포함된 지방은 그 비율 만큼 EFA필수지방산 효과를 떨어뜨리고 혈관을 경직시켜 인체의 산소 전달능력을 떨어뜨린다.

인제대 식품과학부 연구팀이 쥐를 세 그룹으로 나누어 식물성 지방인 옥수수기름, 동물성 지방인 버터, 그리고 트랜스지방인 마아가린을 각각 한 달 동안 먹였다. 그리고 간 세포막의 유동성을 조사한 결과 식물성 지방을 가공한 마아가린은 동물성 지방과 거의 비슷한 수준으로 간 세포막의 유동성을 떨어뜨렸다.

간 세포막의 유동성이 떨어지면 혈류 저항으로 산소 공급에 악영향을 미친다. 따라서 산소 및 영양 흡수가 곤란해지는 것은 물론 세포 내의 노폐물을 쉽게 배출할 수 없게 된다.

KBS 생로병사의 비밀 팀에서 트랜스지방, 고지방식 그리고 저지방식으로 나누어 혈관 경직도를 실험했다. 실험결과 저지방식을 한 경우 식후 경직도가 바로 낮아졌지만, 고지방식과 트랜스 지방식을 한 경우에는 시간이 경과함에도 불구하고 혈관 경직도가 증가했다. 그런데 두 시간이 지난 후부터 고지방식을 한 경우는 혈관 경직도가 감소했지만,

트랜스지방식을 한 그룹은 혈관 경직도가 계속 증가하는 것으로 나타났다. 혈관 경직도가 높으면 혈액순환에 방해가 되고 산소 공급을 방해하여 암 발생 가능성이 높아진다. 트랜스지방은 그만큼 인체에 해로우며 반감되기까지 51일이나 걸린다고 한다.

• 음주와 암

그동안 '술이 암을 유발한다' '아니다, 적당한 음주는 건강에 좋다'는 등 논란이 많았다. 논란이 많았던 이유는 술이 암을 유발하는 기전을 내놓지 못하고 있기 때문이다. 이제 암의 본질을 통해 그 논란을 정리해 보자. KBS 생로병사의 비밀에서 "하루 평균 한 잔의 술(소주)을 마시면 암 위험도는 25% 정도 증가한다."고 밝혔고 특히 습관적인 음주는 유방암을 12배나 증가시킨다는 사실을 소개했다.

음주가 암을 유발하는 메커니즘을 밝혀보자. 몸에서는 알코올을 독성물질로 인식하여 과립구가 증가하여 많은 활성산소가 발생한다. 이 때 발생한 과립구는 2·3일 안에 죽어 노폐물이 되어 혈액을 탁하게 만든다.

과음하면 두통, 졸음이 오며 판단력, 집중력이 떨어진다. 일시적으로 기억력 상실과 언어 장애 등 뇌세포 기능이 일시 정지되기도 한다. 또 술 먹고 '필름이 끊겼다'고 말하는 경우가 있다. 그렇다면 그 이유는 무엇일까? 알코올로 인해 산소 결핍을 초래하여 뇌세포의 에너지 대사가 거의 이루어지지 못했기 때문이다. 정상적인 대사를 하지 못한다는 것은 제 기능을 다 하지 못한다는 것을 의미한다. 이런 증상들은 모두가 산소결핍으로 인해 나타나는 현상들이다.

결론적으로 술은 산소결핍을 초래하여 암을 유발하고, 면역력을 저하시켜 암세포의 증식이 용이한 인체구조로 만든다. 그동안 '술이 몸에 좋다. 나쁘다'하는 논란이 많았는데 이로써 술이 암에 미치는 영향에 대한 논란을 정리할 수 있을 것이다.

• 식품 첨가제와 암

식품 첨가제는 식품이 유통과정에서 부패하는 것을 방지하고 원하는 맛을 내기 위해 첨가된다. 주로 아질산나트륨, L글루탐산나트륨, 안식향산나트륨 등이 사용된다. 식약청의 조사 분석에 의하면 핫바, 직화구이 햄, 비엔나 소시지 등 조사대상 전 제품에서 아질산나트륨을 사용하고 있는 것으로 드러났다. 자양강장제 역시 대부분 이러한 첨가제가 들어간다. 일본 후생성의 발표에 따르면 성인이 하루 섭취하는 식품 첨가제는 하루 21g, 1년이면 7kg 이상인 것으로 밝혀졌다.

이러한 식품 첨가제들은 중금속과 마찬가지로 활성산소를 발생시키고 인체의 면역기능에 악영향을 주며 아토피의 주범이기도 하다. 식품 첨가제가 들어 있는 가공식품을 섭취하지 않는 것만으로도 아토피 피부염이 치료된 사례가 방송에 자주 나온다. 따라서 암 환자는 가급적 식품 첨가제가 들어 있는 가공식품을 피해야 한다.

- 태운 음식과 암

고기를 구울 때 벤조피렌 등 20여 종의 발암물질이 들어있는 PAH가 발생한다. 고기를 불에 구우면 굽기 전 보다 PAH가 2배 증가한다. 특히 숯불에 구울 경우에는 140배나 증가한다.

고기를 구울 때 지방이 숯불에 떨어져 타면서 불완전연소가 되어 산도가 매우 높은 각종 유해가스가 고기에 달라붙는다. 탄 음식에서 발생하는 PAH는 연료가 타거나 담배를 피우면서 발생하는 일산화탄소 등과 같은 발암물질로서 인체에 노출되면 산소흡수를 방해한다.

서울대 약대에서 쥐에게 일주일에 두 번씩 피부 조직에 벤조피렌을 바른 결과 10주 후에 피부암이 발생했다는 실험 결과를 발표한 바 있다.

- 비타민 A 및 미네랄 결핍

특히 비타민 A는 면역력에 큰 영향을 미친다. 비타민과 항산화 물질이 부족하면 활성산소의 발생을 억제하지 못해 산소결핍은 물론 면역력이 떨어져 암의 증식이 용이해 진다. 암세포에는 비타민 A가 정상 세포의 1/10~1/1000 수준으로 매우 낮은 것으로 알려져 있다. 비타민의 항산화력이 활성산소를 제거하는 등의 세포에 긍정적인 영향을 미치지 못해 암이 발생했음을 역설적으로 알 수 있는 사실이다.

04
암을 유발하는 정신적 요소

암을 예방하기 위해서는 스트레스나 두려움과 같은 정신적인 요소 또한 고려해야 한다. 일상에서 면역력을 떨어뜨리는 정신적 요소들과 그러한 요소들이 암을 유발하는 메커니즘을 이해하면 암을 예방하기 위한 생활을 하는 데 도움이 될 것이다.

• 스트레스와 암

스트레스를 받으면 뇌세포에서 많은 에너지를 사용한다. 즉, 그만큼 산소 소모량이 많아져 뇌세포는 산소가 부족한 상태가 된다. 게다가 스트레스는 많은 활성산소를 발생시켜 면역세포를 파괴한다. 이때 죽은 면역세포들은 미세혈관을 막아서 산소 공급을 방해한다. 스트레스를 받으면 머리가 아픈 이유도 뇌혈관이 막혀 뇌세포에 산소가 공급되지 않기 때문이다.

따라서 지속적으로 스트레스를 받으면 만성적인 산소결핍으로 인해 암이 발생할 가능성이 높아진다. 스트레스에는 우울한 일, 슬픈 일, 갈등, 소음, 두려움, 분노, 미움, 원망, 증오심, 공포감 등 무수히 많다.

인체는 분노, 증오심, 화를 내는 것과 같은 전투상황이라고 판단되면 공격을 위해 교감신경과 스트레스 호르몬이 증가하면서 본능적으로 근육이 긴장하고 수축한다. 이 때 몸 전체의 혈액이 근육으로 몰려든다. 그러면 다른 장기는 혈액이 부족해져 산소결핍으로 대사 기능이 떨어진다.

KBS가 피실험자에게 나쁜 상황을 떠 올리게 하는 등 화를 유발시킨 후 몸의 변화를 관찰했다. 시간이 지나면서 근육의 긴장도가 높아지고 혈압이 30mmHg가까이 높아졌다.

서울삼성병원 권현철 교수는 "스트레스를 받거나 화를 내면 심근경색과 같은 증상이 나타났으며 이때 혈관의 막힘이 없었는데도 심장의 끝 부분이 전혀 움직이지 않았다."고 밝혔다. 그렇다면 그 이유는 무엇일까? 화를 낼 경우 혈관이 수축되어 산소가 공급되지 않기 때문이다.

미움이나 원망, 증오는 끊임없이 산소를 많이 소모함과 동시에 활성산소를 발생시켜 암을 유발한다. 배우자의 외도로 인한 배신감, 가족간의 갈등, 지인들과의 금전 문제 등 일상에서 이러한 스트레스에 노출되는 경우는 매우 광범위하다.

인체에 미치는 영향은 육체적 스트레스 보다 정신적인 스트레스가 더 크다. 서울대 암 연구소에서 여러 칸으로 이루어진 실험용 상자에 쥐를 가두고 16시간 동안 2분 간격으로 10초씩 50볼트의 전기 충격을 주었다. 시간이 갈수록 전기 충격을 직접 받은 쥐보다 이를 지켜본 쥐의 스트레스 호르몬이 더 높아졌다.

또한, 참는 것보다 화를 내는 것이 건강에 미치는 악영향이 더 크다는 사실이 밝혀졌다.

미국 바우만베이 의대 제이카플란 박사는 원숭이를 네 마리씩 한 우리에 넣고 한 달에 한 마리씩 바꾸었다. 우리 안의 원숭이들은 새 동료가 들어올 때마다 싸워서 우두머리를 결정한다. 22개월 후 원숭이들의 건강 상태를 조사한바 피지배계급 보다 지배계급의 관상동맥에서 동맥경화 진행이 2배나 높았고 혈관의 염증도 크게 증가했다.

미국 미시간 대학의 수저 네버스 박사팀은 6,000여 명의 성인을 대상으로 4년간 추적 조사한 바 화를 잘 내는 사람은 잘 조절하는 사람보다 뇌졸중이 2배 높았다. 미국 정신의학계는 적대감이 흡연, 음주, 고열량 식사, 콜레스테롤보다 심혈관 질환에 더 치명적이라고 발표했다. 그 이유는 필자가 앞에서 밝힌 것처럼 뇌세포에 산소가 충분히 공급되지 않기 때문이다.

명상에 능하고 스트레스 관리를 잘하는 종교인들의 수명이 가장 길다는 사실을 통해서도 스트레스가 인체에 미치는 영향을 알 수 있다.

필자가 만났던 암 환자들을 대상으로 상담을 해보면 대부분 원한이나 증오심을 갖고 있음을 발견할 수 있다. 그러한 경우 외부 환경과 식생활을 바꾸어도 암이 좀처럼 호전되지 않고 오히려 악화하는 것을 볼 수 있는데 그 이유는 정신적 요인이 산소부족을 만들기 때문이다.

• 우울증과 암

일상에서 우울증을 일으키는 요소들은 다양하다. 실연을 당했거나, 경제적인 어려움, 친구와의 관계가 소원해지거나, 가족을 잃는 등 각종 슬픈 일을 마주하면 우울증이 생길 수 있다. 우울증 환자들은 특별한 이유 없이 온몸이 아프다. 우울증은 스트레스와 마찬가지로 많은 활성산소를 유발하며 그로 인해 인체는 극심한 산소결핍 상태가 되므로 암이 발병할 수 있다.

• 두려움과 암

인체는 두려움이나 공포감과 같은 부정적인 상황에 노출되면 스트레스를 받을 때처럼 혈관이 급격하게 수축한다. 그러면 세포에 산소 공급이 줄어들고 더불어 면역력도 떨어진다.

SBS에서 실험한 바 공포영화를 싫어하는 20대 남성에게 공포영화를 30분 동안 보게 한 경우와 향기요법을 실시한 경우 각각 수면상태에 들어갔을 때 공포영화를 보았던 경우만 부교감 신경이 줄어들었다. 부교감 신경이 줄어들면 혈관이 수축하여 산소 공급이 안 되고 면역력도 크게 위축된다.

인간에게 가장 큰 스트레스는 죽음에 대한 두려움이다. 특히 암 환자는 면역력이 크게 떨어진 상태인데 만일 자신이 죽는다는 생각에 사로잡혀 두려움을 갖게 되면 암 증식은 물론 큰 위험에 빠진다.

05 기타 발암 요소

앞서 언급한 요소들 외에도 다양한 요소들이 산소 공급에 악영향을 주어서 암을 유발한다.

- 진통소염제와 암

해열진통제 한 알에는 살리실릭사이라는 독성물질이 500밀리그램이나 들어있다. MBC 시사매거진에서 이에 대한 실험을 했다. 물 1리터와 살리실릭산 160밀리그램(160ppm)을 넣은 시험관에 송사리를 넣자 20분도 안 되어 14마리가 모두 죽었다. 물벼룩도 200ppm에서 세 시간 만에 모두 죽었다.

다음은 소염제에 들어있는 디클로페낙으로 실험했다. 100ppm에서는 물벼룩 20마리 중 7마리가 이틀 만에 죽었고, 50ppm에서는 20마리 중

2마리가 죽었다. 또 6.25ppm에서는 96시간 만에 물벼룩 20마리가 모두 죽었다.

이런 독성물질이 인체에 들어오면 어떻게 될까? 과립구는 이 독성물질을 적으로 인식하고 활성산소를 방

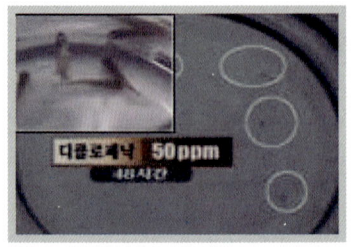

진통제의 독성(MBC)

출한다. 그 결과 과립구 자신도 곧 죽는다. 이때 죽은 과립구가 혈액을 오염시킴으로써 산소 공급을 방해하고 발암 가능성을 높인다. 이에 더하여 면역력마저 떨어져 암의 증식을 억제하지 못한다.

만성두통의 80%가 두통약 때문이라고 한다. 약의 성분으로 인해 백혈구가 파괴되고 그 죽은 세포들이 뇌혈관을 막아 뇌세포에 산소결핍을 초래하기 때문이다. 이러한 부작용을 최소화하기 위해서는 양약 복용 후 물을 많이 섭취해서 약 성분은 물론 세균, 백혈구 등 죽은 세포를 가능한 한 빨리 배출시켜야 한다.

• 세균과 암

세균 자체는 직접적으로 암을 유발하지는 않는다. 하지만 인체에 세균이 침투하면 이를 섬멸하기 위해 많은 에너지를 사용하는 과정에서 활성산소가 발생한다. 이로 인해 세균도 죽고 백혈구도 죽는다. 그러면 활성산소와 세균과 과립구 등 죽은 세포로 인해 혈액이 탁해져 산소 공

급을 방해한다.

과립구 속의 면역체는 수명이 100~200일인데 반해, 혈중 과립구의 수명은 불과 2~3일에 불과하다고 한다. 세균을 탐식하기 위해 혈액 속으로 들어간 면역세포는 이내 노폐물이 된다. 이때 죽은 면역세포들이 혈액을 탁하게 만들어 산소결핍 현상으로 암을 유발한다. 이 과정에서 약해진 NK세포로는 암세포의 증식을 억제할 수 없다.

- 과로와 암

과로나 심한 운동으로 산소를 과다하게 사용하면 대사에 필요한 산소 공급이 어려워진다. 산소가 부족하면 근육은 필요한 에너지를 얻기 위해 당 상태에서 바로 에너지 대사를 하는데 당 대사는 에너지 효율을 떨어뜨리고 많은 젖산을 발생시킨다.

젖산은 노폐물로써 혈액을 탁하게 만들고 모세혈관을 막는다. 과로하면 몸 여기저기 매를 맞은 것처럼 아픈데 그 이유가 바로 젖산에 의해 혈관들이 막혀 산소 공급이 안 되기 때문이다.

같은 이유로 인해 운동 직후에는 정상 범위보다 활성산소가 크게 증가하는데 활성산소는 산소결핍의 주범이다. 과로 후 활성산소가 정상으로 회복되는 데 48시간이나 걸린다.

따라서 과로를 가급적 피하고 혹 과로한 경우에는 반드시 48시간 이상 피로를 풀어줘야 한다.

- 방사선과 암

　현재 의학계가 명확하게 밝힌 발암인자는 항암치료를 하기 위해 사용하는 방사선과 항암제다. 일본의 의사 다카하라 기하치로는 1년 동안 꾸준히 방사선을 조사照射했더니 환자의 99.9%가 죽었다고 증언했다. 방사선이 암을 유발하는 이유는 무엇일까?

　방사선은 교감신경을 과도하게 자극하여 과립구를 증가시키고 림프구를 크게 위축시킨다. 그 결과 세포에 산소결핍으로 면역력이 떨어져 암이 발생한다.

- 항암제와 암

　암을 치료하기 위해 처방되는 항암제는 세포독성 물질로써 발암물질 중의 발암물질이다. 항암제는 세포독성 물질이기 때문에 많은 활성산소가 발생하고 산소결핍은 물론 면역력을 초토화한다. 항암제가 인체에 미치는 악영향은 중금속이나 농약 성분, 환경호르몬 보다 비교할 수 없을 정도로 크며, 항암제에 노출된 인체는 일정 기간이 경과하면 몸 전체적으로 암이 발생할 가능성이 매우 높다.

　국내 의학계에서도 항암제를 쓰면 2년 이내에 70% 정도가 암이 재발한다고 밝혔다. 이때 재발한 암은 처음 발견된 암과는 비교할 수 없을 정도로 중한 암이 된다. 항암제의 인체 영향에 대하여는 〈10장. 현대 의학의 암 치료 방법과 인체 영향〉에서 자세하게 다룬다.

※ 윤태호의 암 발생 요인 계통도

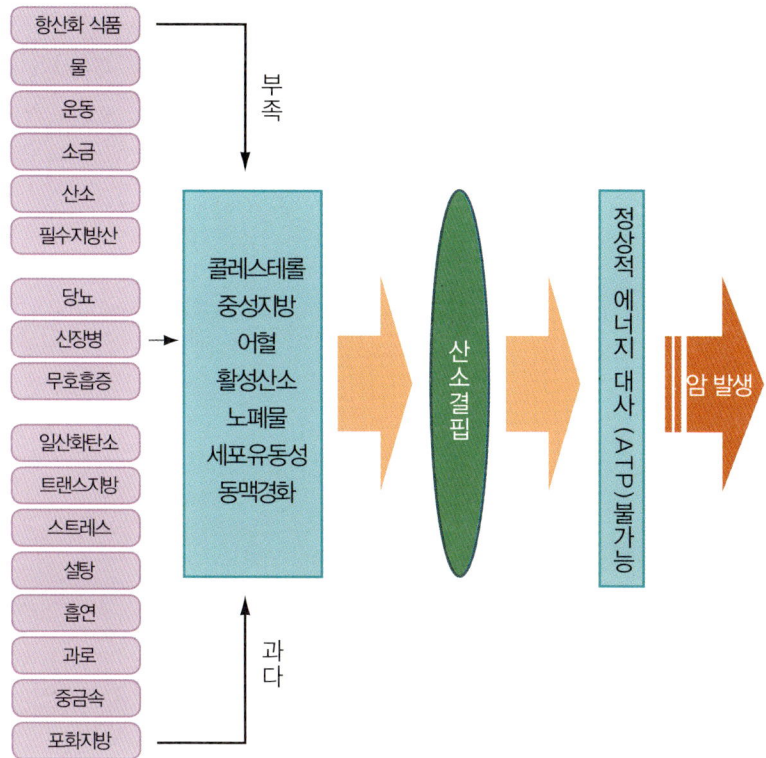

06
생활방식과 암 발병

그렇다면 어떤 암이든 산소결핍이라는 하나의 요소로 단순하게 정리하고 분석할 수 있을까? 당연히 가능하다. 설명이 가능하지 않다면 산소결핍이 암을 유발한다는 논리에 문제가 있다는 것이다. 그렇다면 일반적으로 알려진 '암의 발생과 생활 습관'과의 관계를 산소결핍이라는 요소로 설명해 보자.

KBS 비타민에서 생활 습관과 암 발생의 비율에 관한 자료를 제시한 바 있다. 습관적 음주는 유방암 12배, 뜨거운 음식을 먹으면 식도암 6.2배, 물을 적게 마시는 습관을 가진 사람은 대장암 6배, B형 간염 바이러스에 감염된 사람은 간암 3배, 아침에 담배를 피우는 사람은 폐암 2.7배, 자전거를 무리하게 타는 사람은 전립선암에 2배 더 걸린다고 한다.

그렇다면 각각의 습관과 암 발병에 대하여 필자의 논리로 설명해 보겠다.

첫 번째, 습관적인 음주가 암을 유발하는 근본적인 이유에 대하여는 앞서 이미 밝혔다. 술은 비단 유방암뿐만 아니라 모든 암을 유발한다. 백혈구가 알코올을 적으로 인식하고 공격하는 과정에서 활성산소가 발생한다. 그 결과 혈액이 탁해지고 세포는 산소 공급이 어려워진다. 게다가 면역력도 파괴되어 암의 증식을 억제하지 못한다.

두 번째, 뜨거운 음식을 먹으면 식도암이 여섯 배 이상 발생하는 이유를 밝혀보자. 뜨거운 음식을 먹으면 매우 연약한 식도 조직이 열에 노출된다. 정상 세포는 47℃가 되면 괴사가 일어나는데 그 이하에서도 세포는 타격을 받는다. 괴사하거나 타격을 입은 세포는 세균에 쉽게 감염된다. 따라서 감염된 세균과 백혈구와의 지속적인 싸움이 벌어지고 활성산소의 발생을 통한 산소결핍과 면역력 저하를 불러와 암이 발생한다.

세 번째, 물을 적게 마시면 대장암이 발생하는 이유를 알아보자. 물을 적게 마시면 혈액이 탁해진다. 혈액이 탁해지면 산소결핍을 초래하여 몸 전체가 오염된다. 그리고 물을 적게 마시면 변비가 발생할 가능성이 높아진다. 변비가 발생하면 장내 유해가스가 발생하고 대장은 각종 세균에 노출된다. 이러한 세균들을 섬멸하는 과정에서 많은 활성산소가 발생하여 암이 발생하는 것이다.

네 번째, B형 간염 바이러스가 간암을 유발하는 이유를 알아보자. 외부에서 간염 바이러스가 침투하면 백혈구가 크게 증가한다. 백혈구가 바이러스를 제압하는 과정에서 많은 활성산소가 발생하고 활성산소로 인해 간세포도 파괴된다. 즉, 간 수치GOT, GPT가 정상치의 수십 배에 달하며 이것이 급성간염이다.

문제는 만성간염이다. 만성간염 환자의 경우 면역력이 정상인보다 낮다. 면역력이 낮을 경우 한 번에 바이러스를 제압하지 못하고 치열한 싸움이 반복된다. 이 과정에서 간 조직은 죽은 바이러스와 백혈구 및 파괴된 간세포로 인해 혈관이 막힌다. 이렇게 막혀서 산소 공급이 안 되는 간 조직은 경화가 일어난다. 경화된 상태가 지속되면 만성적인 산소결핍으로 암이 발생한다.

다섯 번째, 담배가 폐암을 유발하는 이유는 혈관 수축과 일산화탄소의 발생으로 산소결핍을 만들기 때문이라는 사실을 앞에서 상세하게 설명했다.

여섯 번째, 자전거를 무리하게 탈 경우 전립선암을 유발하는 이유를 알아보자. 무리한 자전거 타기를 하면 전립선 조직이 체중에 의해 압력을 받는다. 특히 페달을 밟을 때는 자신의 체중보다도 많은 힘이 전립선 부위를 압박하므로 전립선 부위의 혈액순환이 방해를 받는다.

산소결핍 증상이 있는 사람이 자전거를 무리해서 탈 경우 전립선 조직의 산소결핍이 가중되어 전립선암 발생 가능성이 높아지는 것이다. 하지만 자전거를 타는 것 자체는 운동량을 늘려서 더 많은 산소를 흡수할 수 있으므로 무리하지 않은 범위에서는 오히려 권장할 운동 중의 하나다.

이 밖에도 혈압약을 복용할 경우 암이 2배 이상 발병하는 것으로 알려졌다. 미국 프레드 허친슨 암 연구센터의 크리스토퍼 리 교수가 JAMA Internal Medicine에 발표한 바로는 유방암 환자에게 있어서 혈압약 중 칼슘길항제를 먹은 경우 유관 유방암은 2.4배, 소엽 유방암은 2.6배 더 많이 걸린다는 사실을 밝혔다. 유방암에 걸린 55~74세의 여성 1,027명과 유방암에 걸리지 않은 여성 856명을 대상으로 연구한 결과였다.

혈압약을 복용하면 암에 많이 걸리는 이유를 알아보자.

혈압약 중 칼슘길항제는 심장으로 가는 칼슘 통로를 차단하여 심장이 힘을 쓰지 못하도록 만든 약이다. 심장이 큰 힘을 가하는 것을 막음으로써 혈압을 낮추는 것이다.
고혈압은 세포에 산소를 조금이라도 더 공급하기 위한 인체의 자구책인데 암 환자가 혈압약을 복용하면 그나마 부족한 산소를 더 공급하기 위한 노력을 무력화시켜 더욱 큰 산소결핍 상태에 노출이 되어 암이 발병한다.

　혈압약을 복용한 결과는 암 발병뿐만이 아니고 사망률도 크게 높이는 것으로 밝혀졌다. 일본의 여러 의사(마라, 로쿠로, 와타나 베아키라 외)들도 혈압약을 복용할 경우 암 발생은 물론 수명도 훨씬 짧아진다고 밝혔다. 핀란드에서도 15년 동안의 누적 사망자 수를 조사 분석한 결과 적극적으로 혈압약을 복용하는 쪽이 복용하지 않는 쪽보다 사망자 수가 압도적으로 증가했음을 밝힌 바 있다. 특히 심장병에 의한 사망자 수가 높다고 밝혔다.

　암 환자가 칼슘길항제를 복용하면 사망하는 이유는, 심장의 힘을 약화시켜 (뇌)세포에 산소를 공급할 수 없기 때문이다. 그리고 심장병으로 죽는 환자가 많은 이유도 심장으로 공급되는 칼슘을 인위적으로 막아 심장이 정상적인 대사를 할 수 없어 심장이 힘을 쓸 수 없으므로 세포에 충분한 산소를 공급하지 못해 암이 더 확산되어 사망한다.

　칼슘 길항제만 문제가 되는 것은 아니다. 혈압을 낮추기 위해 처방하는 이뇨 방식은 물을 강제로 배출시키므로 체내 물 부족을 유발한다. 물이 부족해지면 산소(및 영양)를 제대로 운반하지 못해 세포는 산소 부족상태가 되는 것이다.

　혈압약을 복용하기 시작하면 대부분 평생 복용해야 한다. 따라서 세포는 장기적이면서도 만성적으로 산소가 부족한 상태가 된다. 칼슘 길항제뿐만 아니고 강제이뇨 방식 또한 암을 유발하는 큰 요인이 되는 것이다.

 암 환자가 고혈압을 동반한 상태라면 혈압약 복용에 대해서 신중히 해야 한다. 고혈압의 원인과 치유 원리에 대해서는 필자의 '**고혈압 산소가 답이다**' 책을 참고하기 바란다.

암 발생을 줄이기 위해서는
세포에 산소 공급량을 늘려야 한다.
기존 암세포의 증식을 막는 방법은
면역력을 높여주는 것이다.
노폐물을 배출시키고 혈류를 개선하여
면역력을 높이는 다양한 방법으로
암은 자연 치유 할 수 있다.

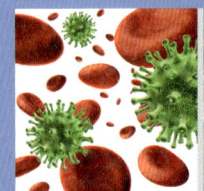 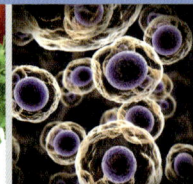 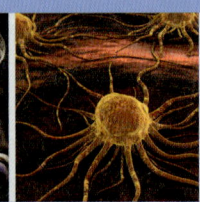

암을 예방하고 치료하는 자연요법

6장

01
산소 공급량을 늘려라

▎ 대기 중 산소는 점점 줄어들고 있다. 고대에는 대기 중 산소가 29%~41%이었다. 그러나 환경오염으로 인해 현재는 약 21% 내외에 불과하다. 산소는 인체에서 직접 만들 수 없기 때문에 반드시 외부로부터 공급받아야 한다. 따라서 가능한 한 외부로부터 많이 공급받는 것이 바람직하다.

보다 많은 산소를 공급받는 방법은,

- 맑은 공기산소와 암 치유

암을 치료하는 본질적이고 유일한 요소는 산소 공급이다. 외부로부터 보다 많은 산소를 공급받으면 세포는 산소결핍 현상을 해소할 수 있다. 따라서 혈액순환을 촉진하고 산소 전달이 용이해져 암을 예방하고 치료할 수 있다.

모든 세포는 예외 없이 산소가 충분히 공급되어야 제 기능을 다 한다. 백혈구 세포도 예외가 아니다. 산소가 충분히 공급되면 면역 개체 수가 많아지고 활동력 또한 증가한다.

특히 숲 속의 침엽수에서 나오는 천연 항생제인 피톤치드와 음이온이 심신을 안정시키고 부교감 신경을 자극하여 면역력을 높인다. 따라서 숲 속은 암 치료와 예방에 최고의 환경이라 할 수 있다.

산소가 충분히 공급되면 암세포가 산소 대사를 시작하며 서서히 정상화된다. 마치 불만스러운 생활환경 때문에 포악해진 사람이 순화되는 것처럼 말이다.

- 풍욕 등으로 가능한 많은 산소를 흡수한다

우리 몸은 코로만 산소를 호흡하는 것이 아니고 피부로도 약 1%의 산소를 공급받는다. 간혹 뜨거운 목욕탕에 오래 들어가 있으면 머리가 아픈 이유도 피부로 산소를 공급받지 못하기 때문이다. 겨울에 춥다고 내의를 여러 겹 입고 생활하면 답답함을 느끼는 것도 피부가 산소를 흡수하는 데 방해가 되기 때문이다.

암을 치료하는 방법중의 하나로 풍욕법이 있다. 대개 아침에 일어나 창문을 열고 환기를 시킨 다음에 실시하는데 핵심 내용은 공기 중에 나체를 드러내는 것이다. 피부를 통해 보다 많은 산소를 흡수하면 암을 치료하는 데 도움이 된다.

• 등산과 산림욕을 통한 암 치유

도심에는 산소 농도가 상대적으로 낮다. 대기 중 산소 농도는 평균 21%, 서울 시내의 경우 20.9%다. 지하 공간처럼 환기가 안 되거나 공기 오염이 심한 곳은 19% 내외다. 공기가 비교적 깨끗한 곳의 산소 농도는 21%, 강원도 산속의 산소 농도는 22%나 된다고 KBS 생로병사의 비밀 팀은 밝히고 있다.

산소 농도 1%는 대기 오염도 측정 단위를 나타내는 ppm단위로 환산하면 10,000ppm이다. 즉 서울 시내와 강원도 산속의 대기오염도는 10,000ppm 가까이 차이가 난다. 이 정도의 차이는 인체에 매우 큰 영향을 미친다. 강원도와 같은 공기가 맑은 곳에서 2박 3일 정도만 생활해도 면역력이 10% 가까이 증가하는 등 건강상의 큰 변화가 나타난다.

예방 차원에서 주말에 등산이나 야외의 공기가 맑은 곳에서 장시간 생활하면 외부로부터 보다 많은 산소를 공급받아 암 예방 효과를 볼 수 있다.

• 실내오염을 최소화한다.

일산화탄소, 이산화탄소를 비롯한 실내에서 발생하는 다양한 오염물질은 세포 내 산소결핍을 초래하고, 활성산소를 발생시켜 면역력을 떨어뜨린다. 따라서 실내 오염을 줄이는 것만으로도 암 예방에 도움이 된다.

※실내오염물질과 발생원(국립환경과학원)

오염물질	주요발생원
곰팡이, 세균	가습기, 냉방장치, 냉장고, 애완동물, 음식물 쓰레기, 카펫, 재채기
포름알데히드	합판, 보드, 가구, 단열재, 담배 연기, 화장품, 의류, 접착제 등
아세트알데하이드	합성수지, 정착제, 향료
아세톤	칩보드, 건축재료, 접착제, 락카, 매니큐어 제거제
연소가스	난로 연료연소, 가스레인지
먼지, 중금속	외부유입, 의류, 담배 연기, 연소기구
라돈	토양, 건축자재, 지하수
유기화합물, 탄화수소, 미세먼지, 타르, 니코틴	담배 연기
벤젠	건축자재, 세척용제, 페인트, 살충제, 난방(석탄·석유 연소)
톨루엔	담배연기, 건축재료, 페인트, 살충제, 석탄·석유 연소
에틸벤젠	자동차 배출가스, 담배연기
자일렌	접착제, 페인트,
스티렌	접착제, 주방랩, 플라스틱, 가전제품

자동차 운행 시 차량에서 나오는 배기가스에 노출되면 숨을 쉬기가 힘들 정도인데 그만큼 오염 물질을 많이 배출시켜 산소흡입을 방해하기 때문이다.

• 실내 산소 농도를 높여라

대기 중의 산소 농도는 약 21%이다. KBS 환경스페셜팀이 실험한 바에 의하면 실내의 산소 농도가 20.4%에서 아파트의 방문을 닫은 상태로 3시간이 지나면 20%, 7시간이 지나면 19.6%로 떨어진다. 이 정도로 산소 농도가 떨어지면 건강에 이상이 있는 경우 저산소로 인해 건강이 더욱 악화할 수 있다. 실내에서는 잠을 잘 때도 일정 부분 환기를 해 주어야 체내 산소결핍을 해소하여 활성산소를 낮추고 암을 예방할 수 있다.

폐나 신장, 심장 기능이 약한 사람 혹은 만성피로와 같은 증상을 가진 어혈 4~5단계에 놓인 사람, 특히 암 환자는 신경을 써야 한다. 겨울에는 환기를 시키기도 쉽지 않고 기온이 낮아지면 건강을 해칠 수도 있다. 이를 고려하여 실내에 산소발생기나 공기청정기, 에어 워셔기 등을 설치하는 방법이 있다. 공기청정기나 에어 워셔기는 산소 농도를 직접적으로 높이지는 않지만, 미세먼지가 폐로 흡입되는 것을 막을 수 있다.

이에 반해 산소발생기는 실내 산소 농도를 1~2%가량 높일 수 있다. 만일 대기 중의 산소 농도 약 20% 내외인 상태에서 생활공간의 산소 농도를 1~2% 더 높일 수만 있다면 인체에 흡수되는 산소의 절대량을 5~10% 가까이 높일 수 있다는 것을 의미한다. 도심보다 산소 농도가 1% 가량 더 높은 산 속에서 암이 치유되는 사례가 많다는 사실을 고려할 때 실내 산소 농도를 1~2% 높일 수 있다면 거동이 불편한 암 환자로서는 고려할 필요가 있다.

실내 환기뿐만이 아니고 운전할 때도 환기가 필요하다. KBS가 실험한바 밀폐된 차 안에 5명을 태운 뒤 시동을 걸자 30분 뒤 차 안의 산소 농도가 20.4%에서 18.5%로 낮아졌다. 45분이 지나자 호흡이 곤란해져 실험을 중단하고 말았다. 차내에서 히터나 에어컨을 켜고 잠을 자다가 사망하는 이유도 바로 산소결핍 때문이다. 환기하지 않고 장시간 운전하는 것은 피해야 한다.

- 운동과 암 치유

운동과 암 치료에 대한 연구 결과는 매우 많다. 운동하면 무엇보다 많은 공기를 들이쉴 수가 있다. 운동할 때에는 약 5배 이상의 공기를 마시며 공기를 내뿜을 때 이산화탄소 등 몸속의 오염물질을 배출하는 효과가 있다. 그리고 운동을 통해 물을 많이 섭취하면 땀과 함께 몸속의 노폐물이 빠져나가 혈액이 맑아진다. 따라서 혈중 산소 농도가 높아지면 장기와 세포에 충분한 산소 공급이 가능하여 암 발생 가능성을 낮출 수 있다.

또 운동하면 흡연을 할 때와는 정반대로 혈관이 확장된다. 평소에 많은 산소를 필요로 하는 생활을 하면 인체는 그에 적응하기 위해 스스로 자신에게 필요한 신체 조건을 만든다. 운동하면 면역력 또한 크게 향상되며 40분 정도 했을 때 면역력은 최대치로 높아진다.

연세대 의대 소화기내과 연구실(KBS)에서 운동선수에게 평소 운동 강도의 60% 정도의 운동을 하게 한 후 운동 전·후 면역 세포 수를 검사해 보았다. 운동 직후 다양한 면역 세포 수가 증가했는데 특히 NK세포 수가 두 배 이상 상승했다.

또 캐나다 토론토대의 로이 세퍼드 교수의 실험에 의하면, 운동 직후 NK세포 수와 활동지수 모두 증가했다.

미 하버드대 의료진은 2,000여 명의 유방암 환자를 대상으로 운동 여부에 따른 면역력 변화를 조사했다. 걷기와 같은 유산소 운동을 하루 한 시간씩 할 경우 25%, 세 시간 이상 운동을 하면 200% 가까이 면역력이 높아졌다. 영국 암학회지의 연구에서도 주 2회 이상 운동할 경우 암에 걸릴 확률이 24% 낮아지는 것으로 조사됐다.

또 연세대 양용준 교수의 연구에 의하면, 운동은 저밀도 혈중 콜레스테롤을 많이 소모시키는 반면, 고밀도 혈중 콜레스테롤을 높인다. 이처럼 운동은 산소 공급과 산소 전달 그리고 세포의 산소 흡수율을 높여 암 예방에 있어서 일거에 다섯 마리 토끼를 잡는 것과 같은 효과를 얻는다.

운동은 활성산소를 줄이는 효과가 있다는 사실도 밝혀졌다. KBS가 전문기관에 의뢰하여 30대 남성에게 1주일간 운동과 식단을 바꾸어 생활하게 한 뒤 건강 상태의 변화를 측정한바 혈중 활성산소의 양이 58 감소했고 항산화력은 102 증가했다. 운동은 그만큼 건강에 유익하다.

하지만 운동을 과하게 하면 오히려 활성산소와 젖산이 발생하여 산소 공급을 방해한다. 그 이유는 대사에 요구되는 산소량을 공급하지 못해 불완전 대사가 발생하기 때문이다. 따라서 무리하지 않는 정도의 운동을 40분 정도로 하는 것이 가장 적당하다.

혹 일상생활에서 외부 산소 농도가 낮더라도 운동을 통해 호흡량이 증가하면 보다 많은 양의 산소를 흡입하여 암 증식을 억제할 수 있다. 따라서 암 환자는 자신의 체력에 맞는 유산소 운동을 하는 것이 바람직하다.

• 산소를 공급하는 가장 쉬운 방법

앞에서 인체 환경을 개선하여 세포에 산소를 충분하게 공급하는 방법을 살펴보았다. 그러나 인체 환경을 바꾸기까지는 많은 시간과 노력이 필요하다. 특히 응급 상황인 환자는 시간적인 여유가 없다. 이때 필요한 것은 바로 고농도의 산소를 공급하는 방법이다. 외부로부터 많은 산소를 공급할 수 있는 방법은 두 가지다.

첫째, 실내에 산소발생기를 설치하는 것이다. 산소 발생기는 두 평 정도인 방의 실내 산소 농도를 약 2% 즉 20,000ppm가량 높일 수 있다. 즉, 강원도 산속의 산소 농도인 23%까지 높아지는 것이다.

실내 산소 농도가 23%로 유지되면 그 자체로 암 증식을 막을 수 있을 뿐만 아니라 체내 활성산소가 크게 줄어든다. 2주간 창문을 열고 잠을 자는 것만으로도 혈구들이 정상화하고 활성산소가 340에서 314로 낮아진다. 실내 산소 농도를 20,000ppm 높인다면 활성산소를 이보다 훨씬 더 크게 낮출 수 있다. 활성산소가 줄어들면 암을 치료하는 데 큰 도움이 된다.

국내에 산소발생기를 제조해서 판매하는 업체가 다수 있는데 반드시 원천기술을 보유한 업체인지, 내구성이 있는 제품인지 확인하고 구매하는 것이 바람직하다. 최소 70% 이상의 산소를 공급하는 제품을 구입하고 사용 방법도 제대로 알고 사용해야 한다.

둘째, 고압산소 캡슐을 이용하는 것이다. 이 방법은 캡슐처럼 만든 밀폐 공간에 고농도의 산소를 외부에서 공급하는 방식이다. 캡슐 내부는 보통 30~40% 이상의 산소농도를 유지한다. 캡슐 안에 들어가서 일정 시간 동안 고압 산소를 마시는 방법이다.

70대 남성이 하루 한 시간씩 42일간 산소 캡슐을 이용했을 때 활성산소가 60에서 30으로 급감했다. 이로써 고압산소 캡슐이 암 치료 및 예방에 매우 유효한 수단임을 알 수 있다.

고압산소 캡슐은 천만 원 이상의 고가高價지만 암 예방 효과를 생각하면 온열치료기와 같은 장비와 비교해도 결코 비싼 것이 아니다. 경제적 부담을 덜어주기 위한 방편으로 임대하거나 사용권을 구매해서 저렴한 금액으로 필요한 만큼 고압산소 캡슐 장비를 이용할 수도 있다.

암이 중하여 충분한 운동을 할 수 없거나, 바빠서 등산 등 운동을 할 수 있는 상황이 안 된다면 이 방법을 적극 활용해 볼 것을 권한다.

02

산소 전달능력을 높여라

외부에서 산소를 많이 공급해도 세포에 충분하게 전달하지 못하면 세포는 산소가 결핍된다. 즉, 정상적인 에너지 대사를 할 수 없다. 따라서 외부로부터 많은 양의 산소를 공급하는 것에 더하여 세포에 산소가 잘 전달되는 인체구조를 만들어야 한다.

• 온열요법과 암 치유

암 환자는 대부분 혈액순환 장애로 저체온증을 갖고 있다. 암 조직 부위가 단단하게 뭉쳐있어서 혈액순환이 원활하지 못하기 때문이다. 이에 대한 근본적인 해결방법은 혈액순환이 잘되도록 인체 환경을 개선하는 것이다. 그러면 체온이 높아질 뿐만 아니라 면역력도 높아진다.

그러나 인체 환경을 근본적으로 바꾸는 방법은 원인을 알아야 하고 시간이 걸린다. 이때 근본적인 방법은 아니지만 짧은 시간 내에 체온을 높일 수 있는 방법들이 있다.

먼저 찜질팩을 이용하는 방법이 있다. 암 조직에 열이 잘 전달될 수 있는 위치를 정하여 화상에 대비하여 수건을 두 세장 덮는다. 그 후 팩을 50~60℃ 정도로 가열한 후 찜질을 하면 생각 이상의 큰 효과를 볼 수 있다. 이 방법을 사용하면 처음에는 찜질 부위만 열기를 느끼다가 수차례 반복하는 동안 체온이 상승하여 온몸에 땀이 나기 시작한다. 암 환자의 경우 환부 주변이 차가우므로 냉한 땀이 나올 것이다. 또 팩에 직접 닿지 않더라도 냉한 부위로 열이 집중되어 온열효과를 볼 수 있다.

다른 방법으로 소금 덩어리를 가열하여 깔고 앉아 있으면 소금의 열기가 항문을 통해 몸속으로 들어가 몸속 깊은 곳까지 체온을 높일 수 있어 매우 효과적이다. 게다가 소금에는 항균성과 가스 흡착력, 중금속 제거 효능이 있어서 다양한 효과를 기대할 수 있다.

• 물 섭취와 산소 전달, 그리고 암

체내에서 물은 산소와 적혈구를 세포에 전달하는 기능을 수행한다. 또한, 노폐물을 배출시켜 혈액을 맑게 유지한다. 피가 맑아지면 적혈구 용적률이 높아지고 산소를 잘 전달할 수 있다.

미국 영양학협회지에 게재된 보고서에 의하면 만성탈수는 요로결석, 유방암, 대장암, 청소년 비만을 일으킨다. 물을 하루 4컵 이상 마시는 사람은 물을 1컵을 마시는 사람보다 대장암에 걸릴 확률이 4분의 1로 줄어든다.

우리나라의 대표적 장수마을로 알려진 제주도 감산리 노인들은 일반인의 평균 물 섭취량의 1.5배 이상을 마신다. 물을 많이 마시는 것이 건강과 장수에 아주 큰 영향을 주고 있음을 뒷받침해 주는 자료이다.

• 식이섬유를 섭취한다

장은 영양분을 흡수하는 기관이다. 이때 영양분을 흡수하는 과정에서 노폐물이나 부패한 가스가 몸속으로 흡수된다. 결과적으로 피가 탁해지고 발암 가능성이 높아진다.

이를 막기 위해서는 섬유질이 많은 음식을 섭취해야 한다. 섬유질은 지방이나 소화 부산물을 흡착하여 체외로 배출시킨다. 또 백미보다 현미에는 식이섬유가 많으므로 현미식을 하면 암 발생 가능성을 낮춘다.

• 헤모글로빈 수치를 높인다

산소는 적혈구 속의 단백질인 헤모글로빈과 결합해야 혈액을 매개로 운반될 수 있다. 따라서 헤모글로빈을 만드는 영양 성분이 충분해야 헤모글로빈이 부족해지지 않고 산소 운반 능력을 높여서 암을 예방할 수 있다. 목초로 키운 닭고기, 양고기, 돼지고기, 쇠고기 등 동물성 단백질과 철분은 헤모글로빈을 생성하는데 필요한 영양소다.

식품의 철분 함유량(mg/100g)

식품	철분	식품	철분	식품	철분	식품	철분
김	17.6	표고	4.0	완두	1.6	토마토	0.6
참깨	16.0	굴	3.7	고등어	1.6	양송이	0.6
대합	15.6	게	3.0	돼지	1.6	포도	0.5
굴비	14.4	연어	3.0	갈치	1.5	사과	0.5
맛살	11.0	시금치	2.6	새우	1.5	귤	0.2
쇠간	10.1	버터	2.2	명란	1.4	참외	0.2
들깨	7.5	식물류	2.1	찹쌀	1.3	양배추	0.2
노른자	6.5	밤	2.0	감자	1.3	배	0.1
멸치	5.8	전복	2.0	식빵	1.2	오이	0.1
팥	5.2	참치	2.0	닭고기	1.2	흰밥	0.1
조	5.0	소고기	2.0	물미역	1.0	우유	0.1
잣	4.7	옥수수	2.0	은행	1.0	감	0.1
비지	4.6	소시지	1.9	오징어	0.9	양파	0.1
호박	4.1	땅콩	1.9			요거트	0.1

- **녹차의 항암 기전**

KBS는 일본 사이다마 현 암 연구센터 나카지 박사팀이 주민 8,500명을 대상으로 암 종류별 발생률에 관해 8년간 연구한 결과를 발표했다. 하루 10잔 이상의 녹차를 마시면 폐암에 걸릴 확률이 64% 감소했고, 대장암은 52%, 간암은 45%, 위암은 20%의 감소율을 나타냈다. 녹차를 하루 10잔 이상 마실 경우에 하루 3잔 이상 마시는 사람보다 남자는 3.4세, 여자는 6.5세의 수명이 연장된다는 사실도 밝혔다.

오사카 시립의대 다케시 호즈미 박사가 녹차를 마신 사람의 혈류를 측정한 결과에 따르면, 녹차를 마시는 기간이 길어질수록 산화 LDL 수치가 크게 감소했다. 녹차의 항산화 효능이 활성산소를 제거하여 혈류를 개선시켰다는 사실을 밝힌 실험이다.

서울 아산병원에서 흡연자들을 대상으로 하루 네 차례씩 녹차를 마시게 했다. 2주일 후 심장병을 일으키는 LDL 수치가 크게 개선되었다. 특히 동맥경화의 지표인 sP-Selectin 수치가 절반 가까이 떨어졌다. 이 연구에서는 기전을 밝히지 않았지만 이 역시 필자의 주장대로 녹차가 혈류를 개선하여 세포 내 산소 전달을 용이하게 했기때문이다

KBS가 전문 기관에 의뢰하여 6명의 실험자에게 녹차를 40일간 섭취하게 한 후 콜레스테롤 변화를 관찰했는데 실험 참가자 전원이 평균 30%에 가까운 콜레스테롤 감소 효과를 보였다. 또한, 녹차의 카테킨 성분은 혈전을 제거한다는 사실도 밝혔다.

위 세 가지 연구 결과에서 녹차를 마실 경우 암이 예방되는 기전을 밝힐 수 있다. 녹차를 통해 콜레스테롤이 감소하면 혈류가 개선되어 산소 전달이 용이해진다. 또 혈전이 줄어들면 혈류가 개선되어 산소 공급 환경을 크게 개선한다. 이에 더하여 녹차의 카테킨은 중금속을

흡착 배출하는 효능이 있다. 녹차는 둥굴레나 보리차보다 중금속 제거율이 높은데 20분 정도 끓일 때 효과가 가장 크다고 한다. 중금속이 배출되면 면역력이 강해져 암세포를 사멸시키는 효과를 볼 수 있다.

녹차의 카테킨에는 EGCG가 65%나 함유되어 있다. EGCG는 항균 및 항바이러스 작용이 뛰어난 성분이다. 녹차의 항균력은 솔잎 추출물보다도 효과가 뛰어난 것으로 밝혀졌다. 따라서 면역력을 높이는 효과를 기대할 수 있다.

실제 녹차의 항균성에 대한 실험결과가 있다. 순천향대 유전공학 연구실에서 O157 대장균, 비브리오균, 황색포도상구균, 살모넬라균, 리스테리아균 등 각종 세균을 대상으로 카테킨의 살균 효과에 대해 실험했다. 이 실험에서 녹차 추출물에 노출된 세균들은 빠른 시간 내

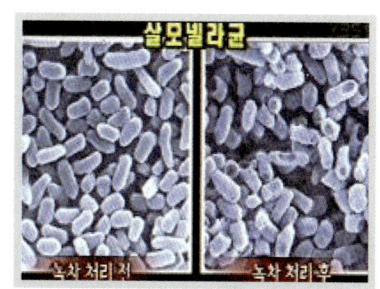

녹차의 살균효과(순천향대)

에 녹아버린다는 사실을 확인했다. 실험결과 12시간이 지나서 위에 언급한 대부분의 균이 죽었다.

이 실험결과를 필자의 논리로 해석하면, 체내에 세균이 있을 경우 과립구 증가로 많은 활성산소가 발생한다. 녹차의 살균력이 이러한 세균들을 조기에 제압하면 활성산소의 발생을 억제하여 체내 산소 공급 환경이 크게 개선될 수 있다.

이상의 내용은 (의.식품)학계가 실험을 통해 밝힌 결과다. 학계에서는 아직 녹차가 왜 암을 치유하는지 그 기전을 밝히지 못했다고 언급하고 있다. 암의 원인이 산소결핍이라는 사실을 모르기 때문이다. 기전을 밝히지 못하면 정보의 신뢰성이나 안전성을 담보할 수 없어 항상 논란이 따른다. 옻나무 추출물인 넥시아의 항암성 논쟁처럼 말이다.

그렇다면 암의 원인이 산소결핍 때문이라는 사실을 근거로 그 기전을 정리해 보자.

녹차의 카테킨 성분이 암을 치유하는 이유는,

첫째, 활성산소를 제거하여 산소포화도를 높인다.
녹차는 비타민C보다 항산화력이 40배나 더 높다. 녹차의 높은 항산화력이 활성산소를 제거하면 혈류가 개선된다. 그 결과 세포의 산소결핍을 해소하며 암을 억제할 수 있다.

둘째, 콜레스테롤과 혈전을 제거하여 혈류를 개선한다.
콜레스테롤과 혈전은 대표적인 혈류를 방해하는 물질이다. 혈류가 개선되면 산소 전달이 용이해져 산소결핍 해소에 도움이 된다. 그 결과 암이 예방되고 치유된다.

셋째, 세포벽을 불포화시켜 세포가 산소를 잘 흡수한다.
녹차가 체내 콜레스테롤을 감소시켜 혈류를 개선하는 데 그치지 않고 세포벽의 불포화 비율이 높아진다. 따라서 세포의 산소흡수율을 높여준다. 따라서 암을 예방하고 치유한다.

넷째, 면역력 향상을 통해 암세포의 증식을 억제한다.

녹차에는 그 자체에 살균력이 있을 뿐만 아니라 중금속을 제거하여 면역력이 향상된다. 면역력이 향상되면 외부 침입균의 제거가 용이하여 활성산소의 발생을 억제할 수 있다. 따라서 암 발생을 막고 발생한 암세포도 사멸할 수 있다.

녹차를 마시고 나서 암을 치료했다는 사례는 방송을 통해 자주 소개되고 있다. 경기도 하남시의 이 종숙 주부는 녹차를 먹고 갑상선암, 사구체신염, 위암, 자궁세포 변형증이 치료됐다고 소개하고 있다. 그녀의 주변에는 녹차를 통해 암을 치유한 수많은 사례자가 녹차를 음용하며 정보를 교류하고 있다고 한다.

- 양파의 항암 기전

양파의 퀘르세틴 성분은 지방을 분해한다. 따라서 육류를 섭취해도 양파와 함께 섭취하면 콜레스테롤이 몸에 쌓이지 않는다. 음식점에서 삼겹살이나 오리고기, 쇠고기 등을 먹을 때 양파를 함께 제공하는 것도 그러한 이유다.

KBS '생로병사의 비밀'팀은 일반인들을 대상으로 삼겹살 섭취 전·후의 콜레스테롤 변화를 비교 실험했다. 실험군은 삼겹살과 양파를 섭취했고, 대조군은 삼겹살만 섭취했다. 실험결과, 양파를 함께 섭취한 그룹에서 중성지방 개선 효과가 두 배 가까이 나타났고 섭취량에 비례해서 효과가 컸다.

양파의 항산화 물질인 퀘르세틴 성분은 껍질에 많이 들어 있다. 양파 껍질에는 항산화 물질이 양파 속살의 최대 300배까지 들어있다. 양파 껍질을 말려 두었다가 끓는 물에 넣고 5분 정도 가열하면 붉은색의 성분이 나오는데 이것을 하루 두세 차례 한 컵씩 마시면 콜레스테롤을 크게 낮출 수 있다.

양파와 유사한 효능이 있는 식물로는 오신채(양파·마늘·파·부추·생강 또는 달래)가 있다. 이 식물들은 맵고 아린 맛이 나는데 마늘의 알리신과 유사한 성분이 있어서 혈전을 용해하고 콜레스테롤을 감소시키는 효과가 있다.

효과를 극대화하려면 맵고 아린 맛을 살려서 섭취하는 것이 좋다. 아린 맛이 부담스러우면 마늘의 경우 장아찌로 담아서 먹으면 알리신이 파괴되지 않는다. 혹 껍질에 묻은 농약이 걱정된다면 식초나 소금물에 10분 정도 담갔다가 흐르는 물에 씻도록 한다. 식초와 소금을 통해 껍질에 남아 있는 농약 성분을 효과적으로 제거할 수 있다.

- **옻나무 추출물의 항암 기전**

2009년 미국 의학잡지 Phytomedicine에 옻나무 추출액이 활성산소를 제거할 뿐만 아니라 옻나무 단독으로써도 항암효과가 뛰어나다고 밝혔다. 또 미국 암연구소 산하 대체의학연구소는 옻나무 추출물이 항암제인 시스플라틴의 독성에 의한 간이나 신장에 미치는 부작용을 감소시킨다고 밝혔다. 옻나무 목질부의 황색 색소를 띠는 플라보노이드 성분은 알코올 해독과 당뇨병에도 효과가 있다는 사실을 인정한 바 있다.

옻나무의 항암성에 대해서는 허준 선생의 동의보감에도 어혈을 제거하고 암을 없앤다는 기록이 있다.

그렇다면 옻나무 추출물이 암을 치유하는 기전은 무엇일까? 그것은 우루시올 성분이 혈액을 맑게 하고 혈류를 개선하여 산소결핍을 해소하기 때문이다.

옻나무의 우루시올 성분은 어혈을 풀어주는 놀라운 효과가 있다. 옻나무의 포화지방 분해력은 마늘보다도 강력하다. 닭고기에는 많은 양의 포화지방산이 들어 있지만, 옻나무를 넣어 함께 요리하면 닭고기의 포화지방이 불포화지방으로 바뀐다. 옻닭 요리의 지방 성분은 상온 이하(섭씨 10℃)에서도 엉겨 붙지 않는 것을 볼 수 있다. 닭고기에 마늘과 옻나무를 함께 넣어 조리하면, 영하에 가까운 온도에서도 지방이 잘 엉기지 않는다. 체온이 36.5℃라는 것을 감안하면, 옻나무 성분이 암 환자에게 큰 도움이 된다는 사실을 알 수 있다.

항간에서 "옻나무는 간에는 나쁘다. 장기 복용하면 해롭다"고 주장한다. 하지만 이것은 사실이 아니다. 옻나무의 우루시올 성분은 독성이 있고 알레르기를 일으키는 것은 사실이지만 독성을 차단하는 물질도 함유하고 있다.

상지대 박희준 교수는 "옻나무의 플라보노이드 성분은 유전자 독성을 전혀 유발하지 않고 오히려 독성을 차단하고 알코올 독성을 해독한다."고 밝혔다. 옻나무의 독성에 알레르기가 있는 사람은 해독하는 약을 먹은 후 복용하거나 칠해목과 함께 달이면 해독이 된다고 알려져 있다.

간경화와 말기 간암으로 6개월 시한부 판정을 받았던 이○○(당시61세)씨는 옻나무 달인 물을 장기적으로 복용하고 암이 치유된 후 방송에 소개되기도 했다. 그 외에 대한 암 환우협회 회원 중 옻나무 추출물로 암을 치료한 많은 사례가 있다.

• 인삼 사포닌의 항암 기전

인삼의 쓴맛을 내는 사포닌 성분은 혈전을 용해하는 효능이 뛰어나다. 혈전이 줄어들면 혈액순환이 개선되어 산소결핍이 해소되므로 암을 예방할 수 있다. 사포닌은 활성산소를 제거하고 콜레스테롤을 제거하여 피를 맑게 하고 면역력을 높인다.

서울대 서영준 교수팀은 인삼 껍질에 많은 진세노사이드Rg3가 피부암에 어떤 영향을 미치는지 동물 실험을 했다. 먼저 쥐를 두 그룹으로 나누어 실험용

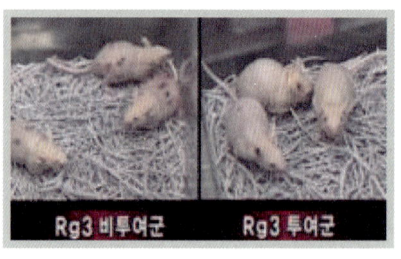

인삼의 쥐실험 효과(서영준 교수)

쥐의 피부 표면에 암 촉진물질인 TPA와 Rg3를 바르고, 대조군 쥐의 피부 표면에는 TPA만 발랐다. 24주 후, Rg3를 바르지 않은 쥐보다 Rg3를 바른 쥐에서 종양의 크기가 훨씬 작게 나타난 것을 확인함으로써, 인삼의 사포닌 성분이 항암성을 갖고 있음을 입증했다.

이러한 인삼의 항암 효과는 무엇 때문일까? 그 기술적 전개 과정은 다음과 같다.

첫 번째, 강력한 항산화 능력을 가진 인삼의 사포닌 성분이 혈류를 개선하여 산소 전달을 돕고, 그 결과 암세포의 성장을 억제한 것이다.

이를 뒷받침하는 실험결과가 있다. 연세대 내분비내과 안철우 교수 팀은 혈관질환 환자를 대상으로 매일 3g씩 인삼을 복용시켰다. 그 결과 중성지방이 크게 감소한 사실을 확인했다.

두 번째, 인삼은 면역력을 향상시킨다. 이 또한 산소 공급의 효과인데 면역력이 강해지면 암세포의 증식을 억제할 수 있다.

울산의대 조영걸 교수는 1991년부터 인삼 복용에 따른 에이즈 환자들의 면역 수치 변화를 연구했다. 인삼을 거의 복용하지 않은 에이즈 환자는 연평균 CD4 면역세포 수가 49개 감소했다. 이에 비해, 인삼을 10년 이상 꾸준히 복용한 환자는 평균 14개 감소했다.

고려대 비뇨기과 천준 교수는 인삼 잎의 다당체가 면역력을 크게 높이는 것을 확인하였다. 우선, 실험쥐에 방사선을 직접 쬐어 면역력을 약화했다. 그 후 쥐의 혈관에 인삼 추출물을 투여한 결과 면역력과 관련된 모든 수치가 증가한 것으로 나타났다. 바이러스를 직접 파괴하는 CD8 T세포는 14배, NK세포는 2배, T세포는 7배 이상 높았고 암 발생 개체 수도 크게 줄었다. 또 위암 환자에 대한 실험결과에서도 생존율이 크게 높아진 것으로 밝혀졌다.

2004년 일본의 인삼 연구소의 발표에 의하면, 한국산 홍삼은 환자들의 CD4 면역세포 감소를 현격히 낮추었다. 고려대 서성옥 교수의 연구에서도 수술 후 인삼을 복용한 경우 백혈구의 수가 크게 증가하였다. 인삼이 면역력 감소를 막음으로써 혈중 바이러스를 물리쳐 암 치료 효과를 볼 수 있었던 것이다. 이처럼 인삼은 혈류를 개선하고 면역력을 향상시킴으로써 암을 예방한다.

항암치료를 받는 사람들은 인삼을 먹으면 기력이 생긴다고 말하는데 이러한 현상은 세포에 에너지 대사를 위해 필요한 산소 공급이 잘 되기 때문이다.

인삼은 생으로 먹는 것보다 오래 달일수록 고기능성 진세노사이드인 RG3, RG5 성분이 증가하는데 가열 후 24시간까지 계속 증가한다고 서울대 박정일 교수는 밝혔다.

인삼을 장기 복용하여 암을 치료한 사례도 적지 않다. 진행성 위암 3기의 최OO 씨는 수술 후 홍삼을 14년간 복용한 결과 지금까지 건강을 유지하며 살고 있다고 생로병사의 비밀 팀은 소개한 바 있다.

암 환자 중에는 인삼을 먹지 말라는 말을 듣고 금기시하는 경우를 자주 보는데 이는 매우 잘못된 정보다. 아마도 피가 갑자기 맑아져 세포가 숨을 쉬기 시작하면서 나타나는 일시적인 명현현상을 오해하는 것 같다.

- 토마토의 항암 기전

토마토에는 비타민, 미네랄, 리코펜 성분이 다량 들어 있다. 특히 비타민과 리코펜은 강력한 항산화 물질로 활성산소와 노폐물을 제거하는 탁월한 효능이 있다.

KBS가 고지혈증과 심혈관계 질환 등 각종 성인병에 노출된 40대 남성에게 2주간 토마토 주스를 마시게 했다. 그 후 신체 변화를 측정한 결과, 콜레스테롤이 270mm/dl에서 138mm/dl로 절반 가까이 떨어졌다. 즉, 콜레스테롤 수치가 낮아지면 혈류가 원활해지므로 세포는 산소를 효과적으로 전달받아 암 발생을 막을 수 있다.

토마토를 가열하면 리코펜 성분이 2배로 증가하고, 올리브유를 첨가하면 4배나 증가한다. 토마토의 이로운 성분을 충분히 흡수하기 위해서는 가열하여 먹는 것이 효과적이다.

- ### 마늘의 항암 기전

마늘은 대표적인 항암 식품이다. 항산화력과 항균력이 뛰어나 혈액을 맑게 하고 면역력을 높이기 때문이다. 미국 하버드대의 매튜 버도프 교수는 심장병 환자에게 하루 4ml 씩 마늘 추출물을 복용시켰다. 그 결과, 마늘 추출물을 섭취한 환자군은 LDL 수치가 크게 낮아졌다.

고대 진단검사의학과의 실험에서 마늘을 투여한 혈액은 응고방지 효과가 매우 크다는 사실이 밝혀졌다. LDL 수치가 낮아지고 혈전이 용해되면 산소 전달을 원활하게 하여 암 발생을 막을 수 있다.

마늘의 살균력에 대한 실험도 있다. 워싱턴대 마이클 콘켈 박사는 국제학술지 '항균 화학요법 저널'에 마늘의 항균력에 관한 논문을 기고했다. 이 논문에 따르면, 마늘의 디알릴 설파이드 성분은 메이스토마이신이나 시프로플록사신(식중독균 원균인 캄필로박터 치료에 사용되는 항생제)보다 100배나 강력한 항균력이 있다고 한다.

서울대 세균학 교수 허구 박사는 마늘즙이 콜레라균을 죽이며 소화기 계통의 전염병을 예방하는 효과가 크다고 밝혔다. 이러한 사실에 근거하여 미국 국립암연구소는 최고의 항암 식품으로 마늘을 선정한 바 있다. 항암 식품으로 알려진 전 세계 48종의 채소, 과일 그리고 향신료를 대상으로 그 효능을 직접 비교 분석한 결과다.

마늘의 장수 효과도 밝혀지고 있다. 2005년 인구 10만 명당 100세 이상 장수 노인 수는 전국평균 2.7명이다. 그런데 전라남도 장수 노인 수는 4배 이상 많았다. 전라남도의 마늘 생산 면적은 경기도보다 9배나 많다. 특히 함평군은 장수노인 인구비율이 전국 평균보다 13배나 많은 27.7명으로 나타났다. 함평군의 마늘 생산량은 전라남도 중에서도 가장 많다. 또 마늘을 많이 섭취하는 지역의 장수 노인들은 활성산소량이 상대적으로 낮은 것으로 나타났다. 이는 마늘의 항산화 효과 덕분이다.

마늘의 항암효과에 대하여는 서울대 서영준 교수도 실험으로 증명했다. 서 교수는 두 그룹의 실험용 쥐에게 암세포를 주입하고 한 그룹만 마늘을 섭취하게 했다. 그 결과 마늘을 섭취한 쥐의 종양 크기는 섭취하지 않은 쥐에 비하여 1/7로 줄었다. 마늘의 알리신 성분이 혈액을 맑게 하여 산소 전달을 원활하게 한 결과다.

마늘은 어떻게 섭취하는 것이 좋을까? 충남대 김미리 교수의 실험에 따르면 알리신 성분은 가열하면 대부분 파괴된다. 반면 마늘을 일정한 조건에서 발효시키면 유기의 유황화합물질인 S-아릴시스테인SAC, S-아릴머캅토시스테인SMC이라는 또 다른 항산화 물질이 수십 배 더 증가한다. 그리고 총 폴리페놀 함량도 2.5배 증가하며 전체 항산화력은 7배 증가한다. 이러한 항산화 물질이 혈전을 용해하고 활성산소를 줄이고 콜레스테롤을 분해 소화시켜 혈류를 개선하기 때문이다.

• 해조류의 항암 기전

우리가 흔히 접하는 대표적인 해조류에는 김, 톳, 미역, 다시마, 매생이 등이 있다. 이러한 해조류에는 예외 없이 지방분해 효소가 들어있다. 이러한 지방분해 효소가 혈액을 맑게 하여 세포에 산소 전달 효과를 높여 암을 예방하는 것이다.

김에는 생리활성 물질인 포피란이 다량 들어 있는데 이 성분은 혈중 콜레스테롤을 녹이고, 포화지방산을 수용성으로 바꾼다. 따라서 동물성 지방을 섭취할 때 김과 함께 섭취하면 콜레스테롤에 의해 혈액의 점도가 높아지는 것을 막을 수 있다. 남도대학 정규진 교수는 포피란을 투여한 쥐의 간세포에서 콜레스테롤이 현격히 줄어든다는 사실을 실험으로 밝힌 바 있다.

겨울철 남해안 청정해역에서 채취하는 매생이에는 몸 안의 노폐물을 배출시키고 콜레스테롤을 낮춰주는 리놀렌산 성분이 다량 함유되어 있다.

신라대학교 김미향 교수는 의도적으로 지질을 증가시킨 쥐에게 매생이 추출물을 투여했다. 실험결과에 의하면, LDL 성분은 크게 낮아지고 HDL 성분은 높아졌다. 즉, 리놀렌산, 알긴산과 같은 오메가 3가 혈중 중성지방을 감소시키고, 다량의 식이섬유가 지방을 흡착 배설한 것이다. 김 교수는 이 효능이 동맥경화 치료에 효과가 있다는 사실도 밝혔다. 매생이를 섭취하면 혈액이 맑아져 외부로부터 공급된 산소 전달을 돕고 면역력이 증가해 암 치료 효과를 기대할 수 있다.

- 새우젓의 항암 기전

돼지고기의 주성분은 단백질과 지방이고, 특히 지방은 포화지방산이 대부분이다. 새우젓의 리파아제 성분은 포화지방을 분해한다. 즉, 돼지고기를 새우젓과 함께 섭취하면 포화지방이 불포화지방으로 바뀐다. 음식점에서 순댓국이나 편육 같은 육류의 식단에 새우젓을 함께 제공하는 것은 바로 이 때문이다.

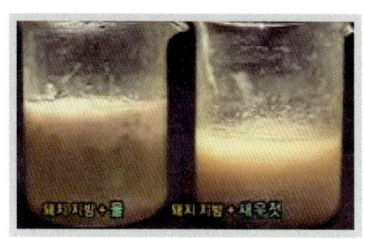

새우젓과 지방변화(이치호)

SBS에서 건국대학교 동물생명과학대 이치호 교수팀에 의뢰하여 새우젓에 관한 실험을 했다. 돼지고기의 지방은 상온에서 응고되는데, 새우젓을 넣으면 상온에서도 지방이 응고되지 않는다는 사실을 실험을 통해 밝힌 바 있다.

- 감귤·레몬·유자의 항암 기전

감귤에는 노란색을 띠는 베타클립토키산틴을 비롯하여 다양한 항산화 성분이 들어 있다. 감귤의 항암 효과에 대한 국내외의 많은 실험이 있다.

교토 부립의대 이시노 교수는 암 환자들에게 감귤에 많이 들어 있는 네 종류의 카로티노이드를 투여했다. 그 결과, 암 발생률이 30% 이상 낮아진다는 사실을 밝혔다. 또한, 2006년 시즈오카 현의 주민 6,049명을 대상으로 조사한바, 하루에 귤을 네 개 이상 먹은 사람은 하루에 반 개를 먹은 사람보다 전립선암이 40% 감소했다. 그뿐만 아니라 당뇨, 심장병, 뇌졸중, 고혈압 등의 증세가 완화되는 효과를 확인했다. 이는 감귤의 항산화 성분이 혈액을 맑게 하여 혈류를 개선했기 때문이다. 혈류가 개선되면 산소 공급이 원활해지므로 항암효과가 나타난다.

제주도 난지 농업연구소에서도 감귤의 혈류개선 효과에 관한 실험을 한 바 있다. 이 실험에서 한 그룹의 실험용 쥐에는 고지방 사료를, 다른 그룹은 헤스페르딘(감귤 속의 항산화 성분)이 첨가된 고지방 사료를 주었다. 2개월 후, 고지방 사료만 섭취한 쥐에 비해 감귤이 첨가된 고지방 사료를 섭취한 쥐는 체중 45%, 복부지방은 55% 감소했다. 감귤의 지방감소 효과를 통해 혈류가 개선되고 세포에 산소 공급 효과를 높여 암 발생을 억제한다.

농촌진흥청에서도 감귤 껍질의 콜레스테롤 수치 감소 효과에 관한 실험을 했다. 고지방 사료를 먹인 쥐와 고지방과 감귤 껍질을 함께 섭취한 쥐의 혈중콜레스테롤 수치를 비교한바 감귤 껍질을 함께 섭취한 쥐의 혈중콜레스테롤 수치는 크게 감소했다. 또한, 간세포를 촬영해본 결과 지방간 감소에도 큰 효과가 나타났다. 그 이유는 감귤 속의 항산화 성분이 혈중지질을 감소시켰기 때문이다. 감귤 껍질은 말려서 진피라는 한약재로 쓰이며 혈전을 용해하는데 매우 탁월한 효능이 있다.

유자(특히 껍질)에는 비타민C가 다른 감귤류에 비해 훨씬 많다. 한 개에 비타민C가 150mg으로 레몬보다 무려 3배나 더 많다. 또한, 유자에는 비타민C의 활성을 도와주는 비타민P 성분인 헤스페리긴산이 다량 들어 있어 비타민C의 효과를 오래 유지시킨다. 유자 껍질은 지방 억제 효과가 크기 때문에 지방을 섭취할 때 유자 껍질을 함께 섭취하면 혈류를 개선하여 암을 예방할 수 있다. 레몬 또한 유사한 효과가 있다.

감귤과 레몬 및 유자의 항암효과에 대한 실험결과 원리를 정리하면,

첫째, 혈중콜레스테롤 감소시켜 암을 예방한다.

혈중콜레스테롤이 감소하면 혈류가 개선되고, 혈류가 개선되면 산소 전달이 용이해 진다.

둘째, 복부지방과 내장지방을 감소시켜 암을 예방한다.

복부지방과 내장지방은 혈류를 방해한다. 감귤은 이러한 혈류 방해 요소를 제거한다.

셋째, 젖산을 감소시켜 암을 예방한다.

젖산은 노폐물이다. 몸속에 젖산이 많아지면 혈액을 탁하게 만들어 혈류를 방해한다. 젖산을 줄이면 혈액이 맑아져 세포에 많은 산소를 공급할 수 있다.

- 버섯의 항암 기전

상황버섯, 말굽버섯, 잎새버섯, 능이버섯, 꽃송이버섯, 표고버섯, 아가리쿠스버섯 등에는 베타글루칸 성분을 비롯해 다양한 항산화성분이

들어 있다. 이들 성분은 활성산소의 발생을 줄여주고 혈중지방을 분해·배출하여 혈류를 개선한다. 그로 인해 세포에 충분한 산소가 공급되어 암이 예방된다.

버섯의 항암효과에 대하여는 많은 연구가 진행되고 있다. 대전대 한의대 유화승 교수팀은 노루궁뎅이 버섯의 항암 효능을 밝힌 바 있다. 유 교수는 40~50대 남녀 3명에게 2주 동안 노루궁뎅이 버섯을 섭취하게 했다. 그 결과 콜레스테롤 수치와 혈당수치 등이 크게 개선되었다. 콜레스테롤 수치가 낮아지면 혈류가 개선되어 암을 예방할 수 있다.

특히 항암 버섯으로 상황버섯이 주목받고 있다. 한양대 예방의학 교실 김미경 교수팀은 유방암 진단을 받은 724명을 대상으로 상황버섯의 항암효과를 실험했다. 실험결과 항암 버섯을 섭취하지 않은 그룹을 1로 보았을 때, 상황버섯을 하루에 18.3g 섭취한 그룹의 암 크기가 0.55로 줄었다.

상황버섯뿐만이 아니고 말굽버섯이나 영지버섯도 그 효능이 매우 뛰어나다. 특히 차가버섯의 항암성은 널리 알려져 있는데 차가버섯 추출물을 소량만 섭취해도 위암 세포를 억제하는 SNU-484의 활성도가 209%로 증가했으며, 첨가량에 따라 327%~529%까지 큰 증가를 나타냈다.

2007년 『발효 차가버섯 추출물이 인체 종양 세포주 증식에 미치는 영향 (차재영 외)』 논문에서 대장암, 자궁경부암, 유방암, 위암, 간암 등의 다양한 종양세포주의 증식에 차가버섯이 미치는 영향을 연구했다. 그 결과 차가버섯 추출물은 암세포의 성장을 억제하는 효능이 있는 것으로 밝혀졌다.

『차가버섯 추출물의 대장암세포 증식억제 및 apoptosis 유도기전 연구 (김은지 외, 2006)』에서 대장암 세포 HT-29에 차가버섯 추출물을 투여하여 실험한바 차가버섯을 투여하지 않은 대조군에 비하여 실험군의 암세포 사멸의 정도는 4배가량(406±25%) 증가했다. 아래 도표는 김은지 교수의 실험결과다.

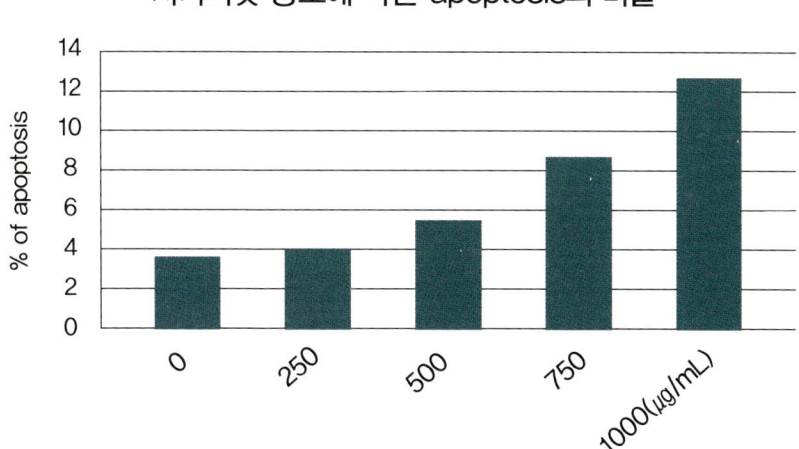

- 고추 캡사이신의 항암 기전

고추에는 매운맛을 내는 캡사이신 성분이 있다. 캡사이신의 뛰어난 항균력은 면역력을 높여 항암효과로 나타난다. 고춧가루를 넣은 김치와 넣지 않은 김치의 추출물을 희석해 보면, 고춧가루를 넣은 김치의 젖산균이 10배 많다. 고추의 캡사이신 성분이 젖산균의 성장을 촉진했기 때문이다.

KBS가 전문기관에 의뢰하여 실험한 바에 의하면 활발히 진행 중인 혈액암 세포에 고추의 캡사이신을 투여한 결과 암 세포벽이 굳으면서 성장을 멈췄다. 고추의 매운맛 성분인 캡사이신이 암 증식을 억제한다는 사실을 밝힌 것이다.

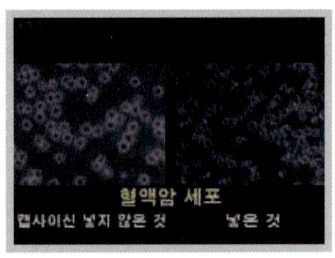

고추의 항암(KBS)

• 감과 감잎차의 항암 기전

국제학술지인 영양생활화학저널ECI은 감의 탄닌 성분이 콜레스테롤 저하에 효과적이며 항산화, 항동맥경화 효과가 있다고 밝혔다. 항동맥경화 효과가 있다는 것은 콜레스테롤이 감소하여 혈류가 개선된다는 것을 의미한다.

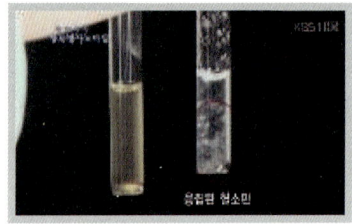

탄닌의 혈액 항응고(KBS)

생로병사의 비밀에 출연한 신안군의 강○○ 씨의 할아버지와 아버지는 중풍으로 형은 뇌졸중으로 사망했다. 그는 의사로부터 뇌동맥 협착증과 경동맥 폐쇄증으로 3년 이내에 사망한다는 진단을 들었다고 한다. 그러나 그는 감잎차를 꾸준히 달여 마신 결과 현재까지 10년 이상 건강하게 살고 있다.

항산화 식품의 항암성은 앞에 열거한 식품 외에도 무수히 많다. 서울대 서영준 교수팀은 브로콜리, 포도에 들어있는 식물 활성물질을 암세포에 투여하여 항암성 실험을 진행했다. 서 교수는 식물 활성물질을 투여한 지 하루 만에 암세포를 사멸시킨다는 사실을 밝혔다.

서 교수는 그 이유를 밝히지 않았는데, 그렇다면 식물 활성물질이 암세포를 사멸하는 기전은 무엇일까? 과일에 들어있는 다양한 항산화 물질이 활성산소를 제거하여 산소결핍을 해소함으로써 암 유발을 막는 것이다. 암을 예방하고 치료하는 방법은 위에 열거한 것 외에도 무수히 많다.

- 항산화 식품의 항암 원리

몸에서 다양한 경로를 통해 활성산소가 발생하면 과산화지질이 발생하여 산화 LDL로 바뀐다. 점도가 높은 산화 LDL은 혈관을 막는 혈전을 생성하여 동맥경화를 촉진하고 산소 공급을 방해한다.

그러나 활성산소가 발생되어도 항산화 성분이 있다면 활성산소의 피해를 막을 수 있다. 우리 몸에서는 산화 방지를 위해 다양한 항산화 성분이 만들어진다고 한다. 하지만 인체의 생리 활성도가 떨어지면 이러한 항산화 효소의 생산이 저하되어 세포가 산화된다. 따라서 암 예방을 위해서는 평소에 항산화 식품을 충분히 섭취해야 한다.

항산화 식품의 암 치유 과정을 하나의 도표로 나타내면 다음과 같다.

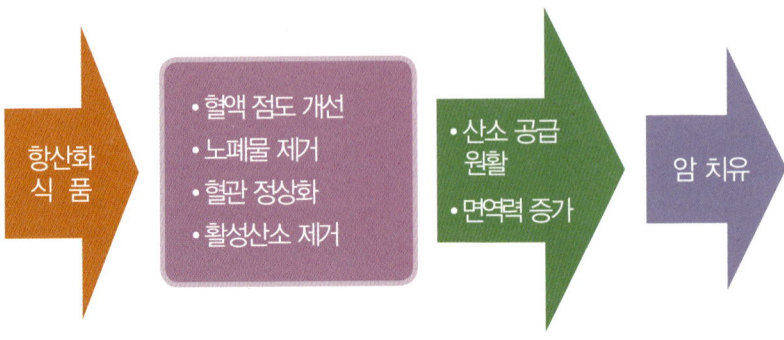

항산화 성분은 제철 과일과 신선한 채소에 많이 들어 있다. 특히 토마토의 리코펜, 당근의 베타카로틴, 딸기의 안토시아닌, 레몬의 비타민C, 시금치의 코엔자임, 적포도주의 라스베라트롤, 고추의 캡사이신, 콩의 이소플라본과 같은 항산화 식품을 꾸준히 섭취하면 암 예방에 큰 도움이 된다.

우리가 주식으로 섭취하는 식품은 주로 단백질이나 지방 혹은 탄수화물과 같은 산성식품이 많은데 이러한 음식을 섭취하면서 항산화 식품을 함께 섭취하면 세포가 산화되는 것을 막을 수 있다.

우리가 섭취하는 식품별로 항산화 성분인 비타민 E와 비타민 C가 많이 들어 있는 식품은 다음과 같다.

※비타민 E가 많이 들어 있는 식품(21세기 영양학 원리, 최혜미외)

분류	식품명	목측	중량g	함량mg
곡류,전분	해당사항 없음			
채소 및 과일류	망고	1개	207	2.32
	아보카도	1개	173	2.32
	아스파라거스	4줄기	58	1.15
	배	1개	166	0.83
	사과(껍질포함)	1개	138	0.81
	양배추	1/2컵	35	0.58
	양상치	1/4포기	135	0.54
	시금치(다진것)	1/2컵	28	0.53
	당근	1개	72	0.32
	바나나	1개	114	0.31
유지, 견과, 당류	면실유	1큰술	14	4.80
	홍화유	1큰술	14	4.60
	팜유	1큰술	14	2.60
	옥수수유	1큰술	14	1.90
	올리브유	1큰술	14	1.60
	땅콩기름	1큰술	14	1.60
	대두유	1큰술	14	1.50
	아몬드(건조)	24개	28	6.72
	헤즐넛(건조)		28	6.70
	땅콩버터	1큰술	16	3.00
	땅콩		28	2.65
우유, 유제품	해당사항 없음			
고기, 생선, 계란, 콩류	해당사항 없음			

※ 비타민 C가 풍부한 식품(21세기 영양학 원리, 최혜미외)

분류	식품명	목측	중량g	함량mg
곡류 및 전분	고구마	1개(중)	140	24
	찐감자	1개(중)	130	16
채소 및 과일류	딸기	1컵	200	154
	오렌지주스	1컵	200	124
	레몬주스	1컵	200	112
	레몬	1개	100	70
	풋고추	1/2컵	70	64
	귤	1개	100	55
	토마토	1개	200	44
	브로콜리	1/2컵	70	41
	갓김치	1접시	50	28
	키위	1개	100	27
	열무김치	1접시	50	11
	콩나물	1접시	70	7
우유, 유제품	탈지우유	1컵	200	4
유지, 견과류	해당사항 없음			
고기, 생선 계란, 콩류	해당사항 없음			

특히 최근 셀레늄 성분의 항산화력이 주목받고 있는데 셀레늄은 정어리, 대합, 파, 현미, 쇠고기, 닭고기, 돼지고기 등에 많이 들어 있다. 특히 비타민 E와 함께 섭취하면 효과가 2배 커진다고 알려져 있다.

03
산소 흡수력을 높여라

충분한 산소가 세포에 공급되더라도, 세포가 산소를 흡수하지 못하면 정상적인 에너지 대사를 할 수 없다. 따라서 세포가 전달받은 산소를 잘 흡수할 수 있는 세포 구조를 만들어야 한다.

세포막의 두께는 약 7.5~10nm이며, 단백질과 지방 성분이 같은 비율로 구성되어 있으며 탄수화물 성분은 거의 없다고 한다. 세포막의 한 부분은 포화 상태, 다른 한 부분은 불포화 상태다. 불포화 상태의 막은 산소 흡수가 용이한 반면, 포화 상태의 막은 산소 흡수가 어려우므로 불포화 상태의 세포막을 만드는 섭생이 중요하다. 그렇다면 세포막의 불포화도를 높이는 방법에 대하여 알아보자.

- **포화지방을 줄인다**

　포화지방은 우리 몸에서 세포를 증식하는데 필요한 요소다. 하지만 혈류를 나쁘게 만들어 산소 전달을 방해할 뿐만 아니라 세포벽을 포화시킨다. 따라서 지방을 섭취할 때에는 그 악영향을 최소화하도록 항산화 식품과 지방분해 식품을 균형을 있게 섭취해야 한다.

- **포화지방을 제거하고 먹는다**

　포화지방은 일정 부분 제거하고 섭취해야 한다. 포화지방을 제거하는 방법으로는 고기를 삶을 때 소금이나 된장을 넣고 삶으면 지방이 잘 빠져나온다. 수육을 만들 때 된장을 넣는 것도 같은 원리이다. 혹은 고기를 끓인 후 상온 이하의 온도에서 식히면 포화지방이 떠올라 굳는데 이것을 제거하고 섭취한다.

- **포화지방이 낮은 육류를 섭취한다**

　포화지방 함유량은 육류별로 다르다. 포화지방은 쇠고기에 가장 많고 돼지고기, 닭고기 등에도 많이 들어있다. 포화지방을 많이 섭취하면 젊은 나이에도 암이 발생할 가능성이 높아진다. 포화지방이 적은 대표 육류로는 오리

육류 종류	불포화 지방 함량(%)
오리고기	85.7
돼지고기	62
닭고기	56
쇠고기	41

육류별 불포화지방 비율
(한국영양학회)

고기를 들 수 있는데, 오리고기는 포화지방의 비율이 불과 15%다. 오리고기의 경우 쇠고기, 돼지고기, 닭고기보다 포화지방 비율이 현저히 낮지만, 오리고기는 총지방의 양이 많으므로 포화지방의 절대량이 많다는 사실을 고려해야 한다. 그 외에도 자신이 섭취하는 육류의 포화지방이 얼마나 되는지 알아보려면 가열한 뒤 식혀서 지방이 엉기는 비율을 보면 알 수 있다.

• 포화지방을 분해하는 식품을 함께 섭취한다

양파, 마늘, 파, 과일, 버섯, 해조류 등은 포화지방을 분해하는 효능이 있다. 그리고 된장이나 김치와 같은 발효식품도 유사한 효능이 있으므로 육류를 섭취할 때 이러한 식품을 함께 섭취하는 것이 좋다.

• 불포화지방산을 섭취한다

포화지방이 암을 유발한다면, 반대로 불포화지방산(필수지방산:EFA)은 암을 예방하는 효능이 있다. 불포화지방산은 혈관의 유동성을 높이고 세포막을 불포화시켜 산소 흡수를 원활하게 한다. 즉, 세포의 산소결핍을 막아주는 중요한 요소이다.

1950년대 미국의 저명한 의학자인 안셀 키즈 박사는 미국, 핀란드, 그리스, 이탈리아 등 7개국의 4~50대 남성 1만여 명을 추적하며 심장병 사망률을 조사했다. 심장병 사망률이 가장 낮은 곳은 그리스의 크레타 섬이라는 사실을 발견했다. 그리고 크레타섬 주민들이 등푸른생선(고등어, 꽁치, 참치), 홍합 등 오메가3 함유량이 높은 식품을 많이 섭취했기 때문임을 알아냈다.

오메가3 지방산은 필수지방산으로 혈관 수축 및 염증을 예방하며, LDL 생성을 막고 혈전을 예방한다. 따라서 심장병은 물론 암 예방에도 효과가 탁월하다.

일본의 대표적 장수마을인 오키나와의 주민들은 타 지역보다 암 사망률이 매우 낮다. 그 이유는 포화지방을 적게 섭취하고, 식물성 불포화지방오메가3과 주변 바다에서 나는 등푸른생선을 많이 섭취했기 때문이라고 밝혔다.

유럽 및 미국 심장협회에서는 오메가3 지방산이 심장병은 물론 많은 질병을 예방한다고 밝혔고 미국 보스턴 암연구소, 그리스 아테네 연구소에서도 오메가3가 암을 예방하는데 매우 큰 효과가 있음을 밝혔다.

100g당 오메가3 지방산 함량은 참치 등살 0.24g, 생태 0.5g, 갈치 0.79g, 광어 1.02g, 연어 2.18g, 고등어 5.2g, 참치 뱃살 5.8g, 꽁치 7.53g 들어 있다. 등푸른생선 외에도 새우, 게, 대합조개, 굴, 해바라기씨, 아마씨, 호박씨, 들기름, 유기농 계란 등과 각종 견과류에도 필수지방산이 많이 들어 있다.

이 식품들은 세포막을 불포화시켜 세포가 산소흡수를 용이하게 하므로 암 예방에 도움이 된다. 특히 아마씨유와 들기름에는 다른 기름보다 필수지방산이 10배 가까이 들어 있어 혈류개선은 물론 세포막의 포화를 막는 데 큰 도움이 된다. 세포막이 불포화되면 산소를 흡수하는 데 용이한 구조가 된다.

- 트랜스지방을 줄인다

트랜스지방은 HDL 비율을 감소시키고 LDL 비율을 증가시킨다. 따라서 혈관을 경직시켜 혈류를 방해한다. 게다가 트랜스지방은 반감기간이 51일이나 걸리는 것으로 알려져 많은 양을 지속적으로 섭취하면 혈관이 경직되어 암이 발생할 가능성이 높아진다.

쇼트닝, 마아가린 등에는 트랜스지방 함량이 25%에서 많게는 50%까지 들어있다. 반면, 올리브유의 트랜스지방 함량은 0%다.

트랜스지방은 전자레인지 팝콘, 냉동 피자, 닭튀김, 감자튀김, 과자 등 패스트푸드에 많이 사용된다. 100g당 함량은 햄버거 5.86g, 과자 14.49g, 감자튀김 12.02g, 페스트리 25.66g, 냉동 피자 43.83g, 전자레인지용 팝콘 54.64g이다.

04
세포의 산화를 막는다

■　　　　　　인체가 활성산소로 인해 산화되면 인체 어느 조직이든 망가진다. 우리가 섭취하는 식품 중에는 산성식품이 많다. 가능하면 활성산소를 발생시키지 않는 식품을 고르게 섭취하여 세포의 산화를 막아야 한다. 모든 식품에는 각각의 산화환원전위치oxidation reduction potential가 있는데 보통 ORP로 표시한다. ORP는 각 식품의 산화력을 나타내는 수치이며 식품마다 고유의 ORP를 가지고 있다. 식품의 산화력 정도를 말한다.

우리 몸에 활성산소가 발생하면 세포가 파괴되기도 하고 지질이나 단백질 등이 산화되면서 혈관에 침착되어 혈액순환을 막는다. 그 결과 세포의 산소결핍을 초래하여 암이 유발된다. 이때 ORP가 낮은 식품을 섭취하면 세포의 산화를 막아 암이 발생하는 환경에서 탈피할 수 있다.

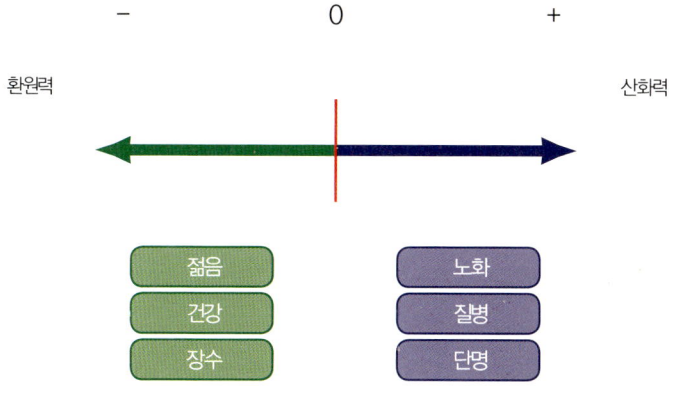

ORP와 건강

※ 채소류의 ORP 순위

종류	ORP(mV)	종류	ORP(mV)
당근	−375	파	−85
생고구마	−360	표고버섯	−80
오이	−310	숙주	−70
생옥수수	−290	토마토	−55
생무잎	−240	생강	−50
알로에	−220	생감자	−40
생땅콩	−200	생양파	−40
양배추	−186	데친브로컬리	−35
완두콩	−160	부추	−30
생무뿌리	−140	연밥피나무잎	−20
생무싹	−140	우엉	−20
생브로콜리	−130	찐옥수수	−18

종류	ORP(mV)	종류	ORP(mV)
깻잎	-120	삶은감자	-10
강낭콩	-120	수송나물	20
순무	-110	양상치	45
샐러리	-108	찐고구마	60
배추	-97		

※ 기타식품의 ORP 순위

구분	과일(mV)		육류(mV)		기타(mV)	
상위	아보카도	-320	닭의 간	-385	청국장	-170
	키위	-240	소의 간	-345	간장	-140
	하얀멜론	-125	돼지 간	-315	꽁치	-100
	머스크멜론	-88	돼지 위	-302	녹차	-82
	감	-66	닭 담낭	-120	된장	-20
하위	복숭아	290	소의 위	-65	흰설탕	300
	포도	305	소의 혀	-60	콜라	500
	자두	310	닭살	45	감기약	500
	사과	320	소 심장	90	수돗물	598
	배	330	소살고기	110	심장약	640

• 소식小食을 한다

 일본 동경대에서 실험한 내용을 KBS가 방영한 내용을 보면, 자유식을 한 쥐에 비해 식사량을 40% 줄인 소식 쥐에서는 평균 수명이 50%나 늘었다. 소식이 활성산소의 발생을 줄인 결과이다.

그리고 31개월(사람의 경우 80세)까지 생존한 경우는 자유식 쥐에서 29%만 생존한 데 반해 소식을 한 쥐는 57%가 생존했다. 또 유방암 발생률을 비교한 결과 자유식 쥐의 경우 63%가 유방암이 발병됐지만, 소식을 한 쥐는 전혀 발병되지 않았다. 이러한 현상은 원숭이 실험에서도 나타난다. 미국 위스콘신 대학에서 실험한바 일반 식이에 비해 열량을 30% 줄인 원숭이는 20년 후 암 발생률이 50% 낮았고 생존율은 30% 가량 높았다.

국내 장수노인들에 대하여 연구 중인 서울대 의대 박상철 교수는 600여 명의 장수 노인들이 소식小食을 했고 비만이 없다는 공통점을 발견했다.

일본 오키나와 현 주민들의 경우 일본 내 평균 수명이 80년대 초기에는 1위, 90대에는 2~4위, 그리고 2000년대에는 45개 현 중에서 25~26위로 떨어졌다. 특히 젊은 층에서 사망률이 급증했고 암 발생률도 높았는데 일본의 장수 연구가인 스즈키 박사는 그 이유를 과식 때문이라고 분석했다. 그 근거로 현재 오키나와 젊은이들의 비만 인구는 47%로 전국 평균인 35%보다 높다는 사실을 꼽았다.

이처럼 소식을 하는 오키나와 100세 이상의 장수 노인들은 인체 내 과산화지질이 1.67이었고 70대 노인의 3.40보다 절반 수준으로 매우 낮다는 것도 소식이 건강에 이롭다는 하나의 증거다.

　소식이 암을 예방하는 이유는, 대사과정에서 발생하는 활성산소의 양이 감소하여 혈류를 개선하고, 과산화지질이 감소하여 혈류가 개선된다. 따라서 산소결핍을 해소하므로 암 예방은 물론 장수하는 것이다.

05
산소결핍 해소를 통한 암 치유 정리

　　　　　　　　암세포는 산소결핍 상태에서도 생존이 가능하다. 정상 세포는 과도한 운동 등 특별한 경우를 제외하고는 산소 대사만 하는 데 반하여 암세포는 산소 대사와 당 대사를 선택적으로 할 수 있기 때문이다. 암세포는 산소가 부족하면 당 대사를 하고 산소가 공급되면 산소 대사를 병행한다. 암세포는 정상 세포보다 포도당을 5~10배 더 사용한다. 즉, 에너지 효율이 정상 세포의 10~20%에 불과하다. 이러한 불완전 에너지 대사로 인해 발생하는 것이 젖산이다. 젖산은 피로물질로 알려졌는데, 혈액을 탁하게 만들어 산소 공급을 방해하므로 암을 유발한다.

　그리고 악성종양은 양성종양보다 산소 분자당 젖산을 3~4배 더 발생시키는 것으로 알려져 있다. 그만큼 체내 노폐물을 많이 만들어 산소결핍 상태를 가중시킨다. 따라서 악성종양의 경우 정상 세포에도 나쁜 영향을 미치는 것이다.

암 형태별로 설명했지만, 생활습관에 따라 각 장기 조직에 산소가 부족해져 암이 발병하는 것이다. 따라서 어떻게 하면 산소가 부족해지지 않는지, 혹은 산소를 충분히 공급할 수 있는지를 알면 어떤 종류의 암이든 치유할 수 있다.

암을 예방하기 위한 방법을 정리하면,

첫째, 외부로부터 보다 많은 산소를 공급받아야 한다.

둘째, 공급받은 산소를 잘 전달할 수 있도록 인체구조를 만들어야 한다.

셋째, 전달받은 산소를 잘 흡수할 수 있어야 한다. 그러면 면역력이 향상되어 암세포의 증식을 억제할 수 있다.

산소결핍 현상을 해소하고 면역력을 높여 암을 치료하고 예방하는 과정과 세부 요소들을 한눈에 볼 수 있도록 도표로 그려보면 다음과 같다.

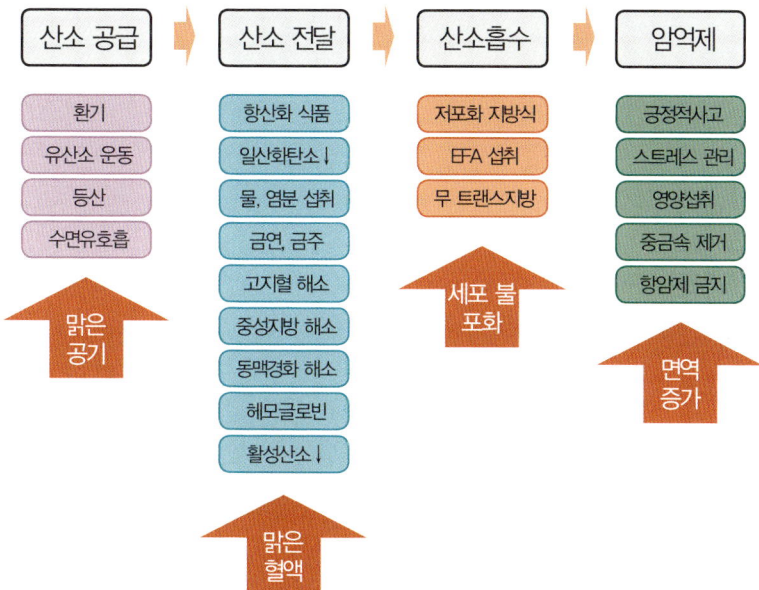

현대 의학의 가장 큰 오류는
소금에 대한 오해다.
소금이 고혈압의 주범이라고 잘못 알고 있다.
또 갑상선암의 경우 아예 무염식를 권한다.
하지만 저염식은 모든 암의 최대의 적이다.
지구상에 존재하는 식품 중에서
소금만큼 위대한 식품은 없다.

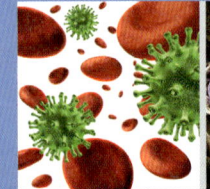 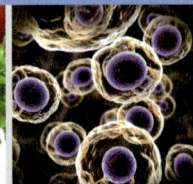 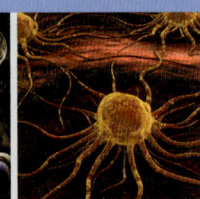

소금은 최고의 항암제

7장

01

소금과 물과 건강

생명 현상을 논하는 데 있어서 물을 빼놓을 수 없다. 또한, 소금과 물은 바늘과 실과 같은 관계다. 그 관계를 고려하여 잠시 물에 대한 상식을 알아보자.

KBS 생로병사의 비밀 '물' 편에서 물에 대하여 다음과 같이 표현하고 있다.

"인간의 출발점은 물이다. 인간이 태어나 노화로 죽는 것은 물을 잃어가는 과정이다. 어린아이는 인체의 65%가 물이고 나이가 들면 차츰 잃어가다가 노인이 되면 51%까지 줄어들다 결국 죽는다. 물이 1~2% 부족하면 갈증을 느끼고, 5% 부족하면 체온조절 기능상실, 정신 혼미상태가 될 수 있고, 12% 부족하면 사망하기도 한다. 또 물 섭취량은 암 발생률과도 매우 밀접한 관계가 있다. 물은 혈액을 구성하는 주성분이며 장의 연동운동을 촉진하고 소화기능을 돕는다. 위와 장에서 흡수된 물은 혈관에서 혈액과 만나 전신으로 퍼진다. 1

분 후에는 머리와 생식기에, 10분 후에는 피부에, 20분 후에는 심장에 다다른다. 물은 산소와 영양분을 세포에 운반하는 일을 하며 신장을 통해 노폐물을 배출시키는 역할을 한다. 인체에 물이 부족하면 고통과 함께 여러 가지 질병을 유발한다. 물이 부족하면 요로결석을 비롯하여 각종 암에 걸린다."

물을 충분히 섭취하면 장수하는 이유는 무엇일까? 그것은 바로 물을 통해 노폐물을 배출하고 혈액의 농도를 낮추어 혈류가 개선되기 때문이다. 혈류가 개선되면 산소결핍을 해소하여 건강해진다.

우리나라 대표적 장수마을로 알려진 제주도 감산리 노인들의 경우 다른 지역의 일반인들보다 물을 1.5배 이상 마시는 것으로 밝혀졌다. 그 외에도 장수하는 노인들은 좋은 물을 많이 마신다. 물을 많이 마시는 것이 건강과 수명에 아주 큰 영향을 주고 있음을 뒷받침한다.

그렇다면 어떤 물이 좋을까? 흔히 물에 들어있는 어떤 미네랄이 건강에 좋다는 말을 하는데 그것은 근거가 없다. 논거도 불분명하고 주장하는 바가 모두 다르다. 어떤 전문가는 마그네슘이 좋다고 말하는가 하면 몽골의 경우 물에 들어 있는 마그네슘으로 인해 고혈압과 같은 질병이 2~3배 늘었다고 주장한다. 사실상 무기질 미네랄은 우리 몸에서 10%도 흡수를 못하는 것으로 알려져 있다. 흡수를 못하면 무기질 덩어리는 인체가 어떻게 처리할지 한번 생각해 볼 일이다. 농약으로 인해 과일과 채소에 (유기질)미네랄 함량이 감소하고 있다. 인체가 흡수할 수 있는 미네랄은 유기질 미네랄이다.

기적의 샘물로 유명한 프랑스의 누르드 샘물을 먹고 70여 명의 난치병 환자들이 완치판정을 받은 바 있다. 그 물에 게르마늄이 들어 있다며 한동안 생수에 게르마늄을 넣어 판매하기도 했는데 이 또한 근거가 없다. 누르드 샘물을 KBS에서 분석한 결과 다른 물과 성분 차이가 거의 없는 깨끗한 물이었다.

MBC가 2004년, 1,000여 명의 난치병 환자들이 효과를 보았다는 독일에 있는 기적의 샘물로 유명한 누르데나우 샘물을 분석한 결과 역시 순수한 물이었다는 점이다.

제주도 사람들이 주로 마시는 용천수 역시도 순수한 물일 뿐이다. 다만 화학약품 처리를 거의 하지 않은 것이 다른 점이다. 화학약품 처리를 하지 않아서 산성화되지 않았고 깨끗하고 순수한 것이다.

필자는 일명 '기적의 물'이 순수하다는 것 외에 또 다른 두 가지의 공통점을 발견했다.

첫 번째, pH 8.0 이상의 알칼리성이라는 사실이다. 일본 내 장수마을로 알려진 와라촌의 물은 pH 8.9였고, 동의보감에서 허준 선생이 추천한 강원도 춘천시 동면 옥광산의 옥정수도 pH 8보다 높다. 프랑스의 누르드 샘물도 일본의 시라하따 박사가 분석한 바에 따르면 pH가 높은 알칼리수다.

두 번째, 용존산소량이 높다는 것이다. 수돗물의 용존산소량은 6ppm이고, 생수에 들어있는 용존산소량은 8ppm 수준인 데 반해 기적의 물에는 생수보다 용존산소가 2배 정도(14ppm 정도) 더 많다. 용존산소는 호흡을 통해 공급되는 산소보다 세포조직에 전달되는 속도가 10배 이상 빠르다고 알려져 있다. 따라서 용존 산소량이 상대적으로 많은 물을 마시면 더 많은 양의 산소가 체내에 흡수되므로 암 예방에 큰 도움이 된다.

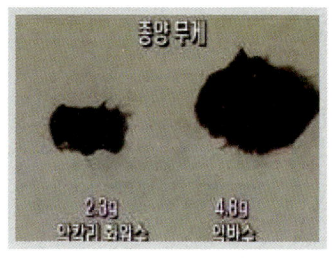

물 종류와 항암(MBC)

알칼리 환원수가 암 치유에 도움이 되는 것은 사실이다. 그렇다면 알칼리 환원수가 어떤 메커니즘을 통해 암을 예방하는 것일까?

수소이온은 활성산소를 끌어당기는 성질이 매우 크다. 수소는 안정된 분자구조를 갖기 위해 활성산소와 결합하여 활성산소를 안정화시킨다.

MBC가 연세대 원주의과대학에 의뢰해 알칼리수와 일반수의 항암효과에 대해 비교실험을 하였다. 실험용 쥐에 악성 피부암세포주인 흑색종을 복강에 주입한 뒤, 암세포의 전이속도와 크기를 관찰했다. 동일한 사료를 주되, 실험군 쥐는 알칼리수를 마시게 했고 대조군은 일반수를 마시게 했다. 15일 뒤 일반수를 마신 쥐는 20.11mm이었으나 알칼리수를 마신

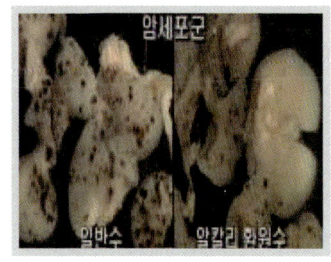

물 종류와 콜론(MBC)

쥐는 그 절반인 10.78mm이었다. 종양의 무게 또한 일반수를 먹인 쥐의 경우 4.8g인데 반해 알칼리수를 마신 쥐는 그 절반도 안 되는 2.3g이었

다. 또 주입한 피부암 세포에서 폐로 전이된 콜론(암세포군)수도 일반수를 마신 쥐는 260개였으나 알칼리수를 마신 쥐는 145개로 그 수가 크게 적었다. 본 실험에서 산소를 언급하지는 않았지만 알칼리 환원수가 암을 예방한 기전의 핵심요소는 바로 산소결핍을 해소했기 때문이다.

알칼리수가 세포의 산소결핍을 해소한 과정을 알아보자. MBC가 실시한 실험에서, 유전적으로 비만이 생기도록 변형한 쥐를 대상으로 각각 8마리씩 두 개 군으로 나누어서 두 달간 일반수와 알칼리수를 먹이고 쥐 혈액의 변화를 비교 분석했다. 일반수를 마신 쥐보다 알칼리수를 마신 쥐에서는 콜레스테롤 수치가 절반 이하로 크게 감소했다. 또한 알칼리 이온수를 마신 쥐가 일반수를 마신 쥐보다 혈당치는 34%, 중성지방은 30% 낮았다.

콜레스테롤, 중성지방, 고혈당은 혈류를 방해한다. 따라서 이러한 수치들이 낮아졌다는 것은 혈류가 개선되어 세포에 산소를 충분하게 공급했음을 의미한다. 요컨대, 환원수에 다량 들어있는 활성수소가 활성산소를 제거하여 혈류를 개선한 것이다. 그 결과 산소 공급이 원활하게 되어 암이 예방되는 것이다. 실제 KBS에 소개된 바 있는 사례에서 민OO 씨는 알칼리 환원수를 매일 20여 컵을 마신 후 썩어들어가던 발가락이 한 달 만에 정상화되었고, 일본 교와병원에서도 알칼리 환원수로 많은 당뇨병 환자를 치료했다고 한다. 당뇨병이 치료되면 암이 예방된다.

그리고 기적의 샘물 속에는 용존산소량이 많다. 용존산소량은 수돗물의 경우 6ppm, 생수의 경우 8ppm 수준인데 반해 이러한 좋은 샘물에는 생수보다 2배 가까이 많은(14ppm 정도) 산소가 들어 있다. 물속의 용존산소는 호흡으로 흡입하는 산소보다 세포조직에 전달되는 속도가 10배 이상 빠르다. 용존산소량이 많은 물을 마심으로써 보다 많은 산소가 체내에 흡수되어 산소결핍을 해소한 결과이다. 일반 물보다 산소가 많이 들어 있는 산소수는 위와 소장의 혈관을 통해 세포 조직에 직접 흡수되므로 암의 치료에 도움이 된다.

현재 우리나라 성인의 경우 하루 평균 0.9리터 정도의 물을 마신다. 이는 하루 물 권장량인 2리터의 절반도 안 된다. 물을 적게 섭취하면 혈액이 탁해져 산소결핍으로 암 발생 가능성이 높아진다. 특히 암을 예방하기 위해서는 물을 3리터 이상 마시는 것이 좋다. 앞서 기적의 샘물을 먹고 난치병이 치유된 사례자들은 대부분 5리터 이상의 물을 마셨다고 한다. 불순물이 없는 순수한 물이라면 어떤 물을 마시더라도 상당한 효과를 볼 수 있다.

연령군	남자	여자	전체
7~12	883	757	798
13~19	1061	808	936
20~29	1067	811	925
30~49	1013	792	897
50~64	940	777	851
65이상	871	726	782
전체	945	766	851

한국인의 물 섭취량㎖ (유태우 교수)

02
소금의 기능과 역할

앞에서 암의 예방과 치료에 있어서 물의 중요성을 알아보았다. 그런데 물 섭취를 좌우하는 것이 바로 소금이다. 인체는 물과 소금의 비율(전해질 농도)을 맞추려고 한다. 그래서 소금을 먹으면 그만큼 물을 더 필요로 한다. 반대로 소금을 적게 먹는다면 물을 적게 마시게 된다. 습관적으로 저염식 하면 물 보유량이 줄어들고 혈액이 탁해지고 전해질 농도가 낮아져 각종 질병은 물론 암에 노출된다.

소금은 인체에 없어서는 안 되는 필수 미네랄이다. 소금 없이 생존할 수 있는 생명체는 거의 없다. 소금은 혈액의 주성분으로, 물의 양을 조절하고, 체온을 유지해 주며, 소화를 돕고, 삼투압작용을 통해 영양흡수를 돕는다. 소금은 산소와 물처럼 절대적인 기능을 수행한다.

저염식은 구조적인 고혈압(일시적인 고혈압과 대조되는 고혈압)을 만들며 각종 면역성 질병에도 영향을 미친다. 의학계는 논리적 근거도 없이 저염식을 강조하는데 저염식이야말로 건강에 해롭다.

독일인들은 세계에서 가장 짜게(하루 25g 섭취) 먹지만 최장수 국가이고 에스키모인들은 무염식(물고기의 염분농도만 섭취)을 하는데 평균수명이 40세로 전 세계 최단명 국가다.

염분이 장수에 좋다는 실험 결과는 많다. 일본의 나가노 현 사람들은 다른 지역보다 된장(나트륨 16%)을 1.35배 더 섭취한 결과 20년 만에 최단명 지역에서 최장수 지역으로 바뀌었다. 나가노 현 된장 연구소의 히라야마 소장은 바로 된장소금 덕분이라고 설명한다.

우리나라의 대표적 장수마을인 전라남도 구례의 장수노인들은 매일 염장식품을 섭취하며 제주도 감산리 노인들은 하루도 빼놓지 않고 된장국을 먹는다고 한다. 또 된장과 김치의 항암성은 세계적으로 널리 알려져 있는데 그 항암성의 본질은 소금이다.

흥미로운 것은 일본은 지금도 범국가적 차원에서 소금을 WHO 권장량인 5g 이하로 낮추기 운동을 펼치고 있다는 것이다. 우리나라 역시 마찬가지며 이런 현상은 전 세계가 같은 상황이다. 모두가 소금의 인체 영향을 알지 못한 데서 나온 판단 오류다.

03

소금은 최고의 산소 전달자

앞에서 소금과 암과의 관계를 역학적으로 알아보았다. 그렇다면 소금과 암의 관계를 좀 더 구체적으로 규명해 보자.

• 소금은 물 섭취량을 늘려 암을 예방한다

소금을 섭취하면 물을 더 섭취할 수 있고 따라서 노폐물 배출이 용이해져 혈류가 개선된다. 혈류가 개선되면 산소 공급이 원활해져 암을 예방할 수 있다.

• 소금은 물 보유량을 늘려 산소를 전달한다.

소금은 충분히 섭취하면 충분한 물을 보유하여 혈액이 농축되는 것을 막아 혈류가 개산된다. 따라서 세포에 충분한 산소를 공급하여 암을 예방한다.

- 소금은 물 섭취량을 늘려 암을 예방한다

 물은 산소와 영양을 운반하는 기능이 있다. 소금을 섭취하여 충분한 물을 보유하면 산소 운반능력이 향상되어 산소결핍을 해소할 수 있다. 따라서 암을 예방할 수 있다.

- 소금은 지방을 흡착·배설하여 암을 예방한다

 소금이 암 예방에 도움이 되는 또 하나의 이유가 있다. 소금은 체내 지방을 흡착하여 땀이나 소변으로 함께 배출시킨다. 수육을 만들 때 된장을 넣는 것은 된장 속의 소금 성분이 지방을 빼내는 효과를 이용하는 것이다. 고기를 재울 때도 소금에 재우면 지방이 잘 빠져나온다.

 소금의 지방 배출 효과를 증명한 실험이 있는데 2008년 브라질 상파울로 의대 니칸다케네 교수팀은 고혈압 환자에게 소금을 권장량 이하(3g)로 섭취하도록 했다. (2010년 1월 11일 MBC 프라임) 그 결과 지방과 단백질이 혈관에 침착하여 고지혈증을 일으켰다. 또 일반 물만 섭취한 대조군에 비하여 소금물을 섭취한 실험군에서 중성지질이 훨씬 낮아진 것을 밝혀냈다.

 나트륨은 지방을 운반하는 역할을 하는데 소금의 양이 부족하면, 고지혈증이 나타나고 혈액순환이 원활하지 못해 암에 노출된다. 전문 요리사들은 오리의 지방에 소금을 뿌려두면 저지방으로 섭취할 수 있다고 설명한다. 생선의 기름을 빼는데도 소금이 사용되는데 소금이 지방을 흡착하는 기능을 활용하는 것이다. 요컨대, 소금을 섭취하면 혈액의 점도를 낮추어 혈류를 개선하고 세포에 산소 공급이 원활해진다.

04
소금은 면역력을 높인다

• **소금은 중금속을 배출하여 면역력을 높인다**

소금에는 수은이나 비소 등 중금속과 무기질 미네랄이 들어 있는데 그 이유는 소금의 중금속 흡착능력 때문이다.

이러한 사실을 증명한 실험이 있는데, 대전 보건환경연구원에서 4년 동안 김치의 잔류농약 성분을 연구 조사했다. 배추를 물로 씻었을 때는 잔류농약이 50%가 남아 있었지만, 소금으로 절인 직후에는 14%가 되었고 5일이 지난 후에는 잔류 농약이 완전히 없어졌는데 그것은 소금의 중금속 분해능력에 기인한다.

예전에 시골에서는 쥐약 먹은 개를 살리기 위해 소금물을 먹이고 토하게 했다. 소금의 중금속 흡착 능력을 적용한 예다. 농약 봉지의 주의 사항을 자세히 읽어보면 "잘못하여 농약을 먹었을 때는 소금물을 먹여 토하게 하라"고 쓰여 있다. 찜질방 시설에서 소금 사우나를 하면 땀에서 매우 역한 냄새가 난다. 소금이 중금속과 각종 노폐물을 흡착하여 빼낸 것이다. 소금에 중금속이 들어 있다는 것은 소금이 중금속을 끌어당기는 성질이 있음을 의미한다.

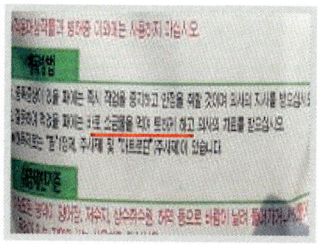

농약 해독방법 안내문

 2008년까지 국내산 천일염에는 중금속이 들어 있다고 하여 절임용에만 허용하고 김치·된장 등의 식품에 사용을 금지해온 사례가 있었다. 정제되지 않은 소금에 들어있는 각종 무기미네랄과 중금속 때문이었다. 그러면 "소금을 섭취하면 해롭지 않은가?" 라고 반문할 수 있을 것이다. 하지만 중금속이 들어 있는 소금을 섭취하라는 얘기가 아니다. 중금속을 제거한 소금을 섭취하라는 말이다.
 중금속을 제거한 소금은 다시 중금속을 흡착하는 에너지가 생긴다. 따라서 중금속을 제거한 순수한 소금을 섭취히면 몸속의 중금속을 흡착하여 소변이나 땀으로 배출된다.

 앞에서 중금속은 백혈구를 무력화시킨다고 했다. 소금이 몸속의 중금속을 배출시키면 무력화되었던 백혈구의 기능이 정상화 된다. 그로 인해 면역력이 향상되고 암세포를 사멸시킬 수 있다.

• 소금은 최고의 살균제이다

  소금은 소독약보다 세포 재생력이 강한데 그 이유는 소금의 강력한 살균력 때문이다. 물고기를 잡았을 때 소금을 뿌리지 않으면 곧 부패하여 먹을 수 없게 된다. 소금은 해로운 균을 제거하는 반면에, 좋은 유산균은 살린다. 김치·된장의 발효도 바로 소금의 유산균 보호 작용 덕분이다.

  소금의 살균력은 우리 몸에 침투한 세균의 힘을 약화하고 면역력을 강화한다. 감기에 걸리면 소금으로 가글이를 하는 이유도 소금의 살균력을 이용하는 것이다. 소금은 바이러스, 세균 등 적군을 무력화시킴으로써 백혈구가 유해 세균과의 싸움에서 유리하게 이끌어주는 절대적인 도우미다.

  이러한 소금의 효능은 간염 바이러스도 퇴치한다. 일본의 소금 전문가 우에다 히데오씨는 알콜성 간염으로 사경을 헤매다가 한국산 천일염으로 만든 죽염을 먹고 목숨을 건졌다고 말한다. 소금은 아토피 치료에도 큰 효과가 있다. 유럽에서는 아토피 환자를 소금 동굴에서 치료하는데 대개 일주일이면 대부분 치료된다고 한다. 모두 소금의 중금속 흡착력에 의한 효과다.

• 김치·된장의 항암성은 소금에서 나온다

  김치·된장의 항암성에 대하여는 전 세계가 주목하고 있다. 김치는 유네스코에 의해 세계 5대 항암 식품에 선정된 바 있다. 된장과 김치의 항암성은 소금에 근거한다.

그렇다면 소금의 항암성에 대하여 알아보자. 선문대학교 자연과학대학에서 김치의 체중감량에 대하여 4주간 실험을 했다. 실험 결과 김치 추출물을 먹인 쥐는 일반사료를 먹인 쥐보다 체중이 5% 감소했고 복부지방의 양은 무려 30% 이상 감소했다. 김치가 체내 콜레스테롤을 낮추고 혈액순환을 원활하게 하여 암을 예방한다는 사실을 알 수 있다.

부산대 식품영양학과에서 실험용 쥐를 세 그룹으로 나누어 각각 '고지방 사료', '된장 추출물을 10% 함유한 고지방 사료' 그리고 '일반 사료'를 주고 8주 동안 체중 변화를 비교했다. 고지방 사료를 먹인 쥐는 체중이 150g 늘어났고, 된장이 함유된 고지방 사료를 먹인 쥐는 80g 증가했다. 일반 사료를 먹인 쥐도 80g 증가하였다. 즉, 된장을 섭취하면 고지방식을 하더라도 비만을 예방할 수 있다는 사실을 밝힌 것이다.

다음은 MBC에서 동덕여대 비만과학대학원에 의뢰한 실험이다. 20대 여성 3명에게 한 달간 매일 김치·된장을 섭취하게 한 후 관찰했다. 그 결과 평균 6~7kg의 체중이 감소했다. 또한, 뭉쳐있던 피실험자들의 혈구가 정상화되었다.

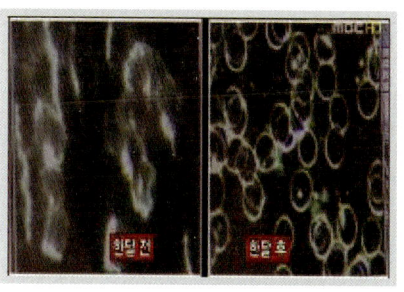

김치·된장 섭취 전 후 혈구(MBC)

또한 부산대학교에서 된장의 항암성을 입증하는 실험을 실시했는데 위암 세포액에 된장추출물을 넣었더니 암 세포가 급격히 감소했고 9일 후에는 거의 사라졌다.

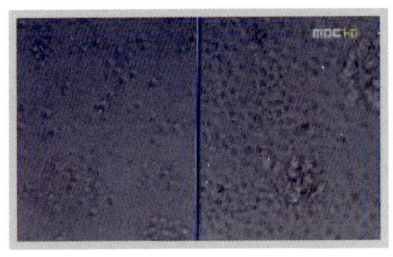

된장 섭취 전후 면역 세포수(MBC)

이러한 현상이 나타나는 이유는 된장 속 소금의 살균력과 중금속 흡착력 그리고 유산균의 역할 때문이다. 된장 섭취 전·후 쥐의 면역세포 수와 활동지수에서 큰 차이를 나타내는 것도 그 때문이다. 된장·김치·간장의 항암성은 바로 소금의 효능에서 나온다.

• 소금은 유해가스를 흡착 배출하여 면역을 높인다

자동차의 배기가스·매연 등이 인체에 들어오면 과립구 증가로 몸속에 활성산소가 쌓이고 혈액을 탁하게 만들어 산소결핍 상태를 만든다. 따라서 암을 유발한다. 유해가스는 혈관을 수축시켜 산소 공급을 방해하고 인체 내에서 면역력을 저하시켜 암을 유발한다. 소금에는 이러한 유해가스를 흡착 배출하는 기능이 있다. 특히 소금은 일산화탄소를 흡착하여 인체 내 일산화탄소가 헤모글로빈과 결합하려는 것을 막아줌으로써 흡입한 산소를 효율적으로 사용할 수 있도록 돕는다.

죽염을 만들때나 소금을 용융할 때에는 빠져나가는 유독가스 때문에 방독마스크를 써야 한다. 소금에는 많은 유해 가스 성분이 들어 있는데 그것은 소금이 유해가스를 흡착하는 힘이 강하다는 것을 의미한다. 예전에는 연탄가스에 중독되지 않으려고 소금을 뿌려 놓기도 했는데 소금이 유해가스를 흡착하여 공기를 정화하는 효능을 이용한 것이다. 대하를 구울 때 용기 위에 소금을 뿌리고 가열(450℃ 이상)하면 소금에서 뽀얀 연기가 빠져나가는 것을 볼 수 있는데 이는 소금이 끌어당긴 가스를 배출하는 것이다.

어느 소금 전문가가 소금이 만병통치약이라는 말을 했다가 기소되기도 한 사실이 있었는데 소금이 노폐물이나 중금속을 배출하고 세균을 박멸한다는 사실을 알지 못하여 나온 해프닝이다. 소금은 만병통치약은 아니지만, 만병에 긍정적인 영향을 미친다.

• 소금이 암을 예방한다는 연구

일반에게 알려진 것처럼 소금은 암을 유발하지 않는다. 소금은 오히려 암을 예방하는 매우 중요한 식품이다. 서울대 체육과학연구소 곽충실 교수팀의 연구에 의하면 된장이 암세포를 억제하는 기능이 매우 크지만, 콩이나 다른 채소에는 그런 정도의 암세포를 공격하는 성분이 없다고 발표했다. 그가 소금을 언급하지는 않았지만 콩이나 다른 야채가 아니라면 소금이 아니고 무엇이겠는가? 또 소금의 살균력 때문에 김치·된장이 부패하지 않고 발효가 되는 것이다.

소금은 중금속 대부분을 흡착·배출한다는 점을 주목할 필요가 있다. 중금속을 흡착 배출한다는 사실을 인정한다면 순수한 소금은 암을 예방하는 식품이라는 사실을 아는 것은 그리 어려운 일이 아니다.

본초강목에서 소금의 성질은 차고 달며 독이 없다고 했고, 조선 최고의 의서 동의보감에도 소금을 끓인 물이 염증을 완화해 준다고 기록되어 있다. 소금의 무해성과 살균력을 말해주는 것이다.

그렇다면 과거에는 소금이 그렇게 중요시되고 무해하다고 보았는데 최근에는 왜 해롭다고 하는가? 고혈압에 대하여는 하버드대 매네리 박사의 실험상 오류도 한몫을 했다고 보지만 소금에 대하여 혼란을 일으킨 데는 나름의 이유가 있다고 본다.

소금에 대하여 혼란이 있었던 이유는, 과거에는 소금이 오염되지 않았지만, 산업화가 진행되면서 많은 중금속과 농약 및 환경호르몬 등에 노출되어 있으므로 과거보다 훨씬 더 오염되어 있다는 것이다.

김치·된장·고추장·간장의 항암성은 수많은 임상에서 밝혀졌고 이미 세계가 인정하고 있다. 이들 식품에 공통으로 들어가 있는 것이 바로 소금이다. 소금에 억울한 누명을 씌우고 보니 왜 그런 효과가 나타나는지 알 수 없었던 것이다.

진정으로 소금이 고혈압도 유발하고 암도 유발한다고 주장하는 이가 있다면 정말 소금을 금해 보라. 암에 노출되기도 전에 온갖 세균에 감염되고 노폐물로 인해 혈압도 높아질 것이다.

- **소금은 암을 파괴하는데 결정적인 역할을 한다**

 우리 몸의 NK세포가 암세포를 파괴할 때는 물과 소금생리식염수을 암세포에 주입하여 파괴한다. 이 때 염분이 부족하면 암세포를 효과적으로 파괴할 수 없다.

 이와 같이 소금은 암 예방은 물론 장수의 필수 식품이다. 소금에 대한 편견을 갖고 국민건강을 해치는 일은 더 이상 없어야 할 것이다.

※ 윤태호의 저염식의 암 유발 과정 전개도

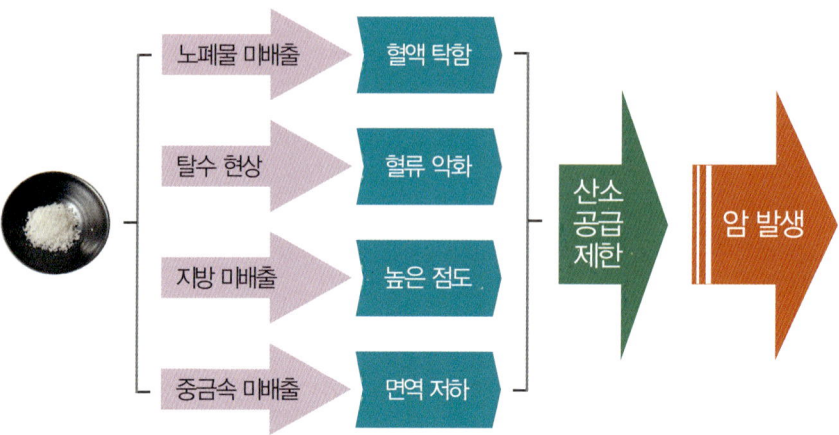

※ 윤태호의 소금의 암 치유 과정 전개도

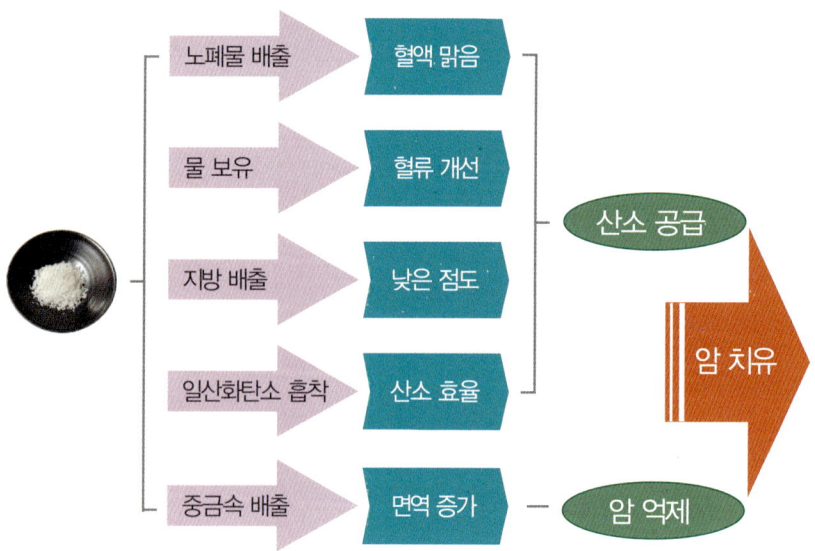

05 소금의 암 발생 분석 오류

소금이 암을 유발한다는 논리는 그 어디에도 없다. 다만 소금이 암을 유발한다는 논란의 단초가 염장식품(젓갈류)을 자주 먹는 사람은 위암에 걸릴 확률이 서너 배 높다는 분석 자료가 한몫 했을 것으로 본다. 필자도 소금의 유해성을 알아보기 위한 정보를 찾던 중 그러한 방송자료를 수차례 보았다.

그러나 이 또한 본질적으로는 전혀 사실이 아니다. 데이터의 결과 자체를 믿지 못하는 것이 아니다. 데이터 자체는 그대로 인정하더라도 그 데이터에 본질적으로 큰 오류가 있다. 어떤 소금을 가지고 역학조사를 했는지가 빠져 있다는 것이다.

역학조사에 참여한 환자들이 섭취한 염장식품을 만든 소금의 종류상태를 고려하지 않은 것이다. 언급했듯이 소금에는 인체에 해로운 간수,

중금속 등이 들어 있는 경우가 많다. 그런데 젓갈을 만들 때 이러한 불순물을 제거한 소금을 썼는지 확인하지 않았을 것이다. 아니 확인 자체가 불가능한 일이다. 먹은 사람이 어떤 소금으로 만든 염장식품을 먹었는지 모르는데 그로부터 얻은 결과물을 데이터화 한 실험자가 그것을 확인할 수는 없는 일이다. 이는 염장식품을 만든 장본인들만이 알 수 있는 일이고 추적은 불가능하다.

필자가 판단컨대 소금 속의 간수를 비롯하여 불순물을 제거한 소금을 썼다고 보기 어렵다. 소금에서 불순물을 제거하기란 그리 쉬운 일이 아니다. 특히 중국산의 경우 소금 유통과정에서 응고를 막기 위해 청산가리 성분이 들어 있는 페로시안나이트를 첨가한다고 알려져 있다.

그리고 소금에 들어 있는 간수는 매우 유독한 성분이다. 필자가 실험한 바에 의하면 간수물 속에서는 관상용 물고기가 단 20초 만에 죽었다. 이런 성분이 인체에 노출되면 어떻게 될까?

혹자는 바로 두부를 떠올리며 간수를 이용하여 만든 두부야말로 완전식품이라는데 말이 되느냐고 반문할 것이다. 하지만 정확하게 말하면 두부가 좋은 게 아니고 두부의 성분인 양질의 단백질이 좋은 것이다.

그 속의 간수는 유해하다. 안 믿기면 쥐에게 간수를 한 수저 먹여 보라. 단 1분도 안 돼 즉시 사망한다. 단백질이 응고되고 뇌세포에 산소공급을 막아서 산소결핍으로 죽는 것이다. 우리가 섭취하는 두부에 들어가는 간수의 양이 미미하므로 문제가 생기지 않는 것이다.

게다가 젓갈류에는 대부분 조미료 등 화학첨가제를 사용한다는 사실이 밝혀졌다. 식약청이 수없이 적발하는데 적발되는 경우 당사자는 자신만 그러는 게 아니고 모든 업체가 조미료를 쓴다며 억울하다고 말한다. 발암인자는 제조과정에서 들어가는 이러한 불순물이지 결코 소금은 아니다.

- 소금의 암에 대한 부정확한 실험

일본 아이치 현 암센터에서 소금이 위암을 일으키는 원인에 대해 연구했다. 쥐를 두 그룹으로 나누어 발암물질을 주입한 후 한 그룹은 일반식을, 다른 그룹은 10%의 고염식을 하도록 했다. 그 결과 일반식을 한 쥐의 40%에서 발암물질이 활성화되었고 고염식을 한 쥐의 61%에서 발암물질이 활성화되었다. 따라서 소금이 암을 유발한다고 결론지었다. 그런데 이 실험은 몇 가지 중요한 문제점이 있다.

첫 번째로, 어떤 소금으로 실험했는지 언급이 없다.

필자가 판단컨대 이때 사용한 소금은 순수한 소금을 썼을 가능성이 매우 낮다. 순수한 소금으로 정교하게 실험을 해야 한다.

두 번째로 지나치게 많은 양의 소금을 주입했다.

쥐의 전해질 농도는 0.3% 내외다. 그런데 10%의 소금물을 투여했으니 약 30배의 소금물을 투여한 것이다. 실제 일어나지도 않는 상황을 강제로 만들어서 유도하는 것은 바른 실험이 아니다. 그 어떤 식품도 정량의 30배를 강제로 섭취시키면 문제가 생길 수밖에 없다. 심지어 몸에 아주 좋다는 산삼도 과하게 먹으면 부작용이 생긴다.

세 번째로 자유식이 아닌 철창에 가두어 놓고 강제로 소금을 30배나 먹인 뒤 물 섭취를 자유롭게 하지 못하도록 했다.
 실험용 쥐에게 필요한 만큼 물을 섭취하지 못하게 했다. 실제 어떤 동물도 그렇게 섭생하지 않는다. 혹 그렇게 많은 소금을 섭취했더라도 섭취한 소금의 양에 따라 자유롭게 물을 섭취하게 했다면 결과가 달라졌을 것이다.

네 번째로 실험결과에 대한 기전을 밝히지 못했다.
 아이치 현 암센터의 다테미츠 마세에 박사는 소금을 많이 섭취하면 위 점막에 상처가 생겨 암이 발생한다고 밝혔다. 그런데 소금이 위 점막에 상처를 만든다는 주장은 마세에 박사의 판단 오류인지 단순 주장인지 모르나 사실로 인정할 만한 근거를 제시하지 못하고 있다.

 그렇다면 진실은 무엇일까? 사실상 소금은 살균력이 매우 강한 식품이기 때문에 오히려 위 점막을 보호하는 기능이 있다. 동의보감에는 소금이 염증을 치료한다는 기록이 있고, 한의학에서도 소금은 위 점막을 보호한다고 말한다. 소금의 뛰어난 살균력으로 인해 위 점막이 보호되는 것인데 소금의 강력한 세포 재생 능력도 같은 기전이다.

실제 양질의 소금 알갱이를 입에 넣고 다니면 입안의 염증도 없어지고 충치 제거에도 도움이 된다. 마포구의 최OO 씨는 위염으로 고생하던 중 양질의 소금을 두 달간 먹고 치유되었다고 한 월간지에 기고한 바 있다. 또 경기도 안산의 황OO 씨는 뇌종양과 유방암에서 반신반의하면서 한 달에 좋은 소금을 2~3kg씩 5개월을 섭취하여 암을 치유한 사례가 있다.

- **어떤 소금인지가 중요하다**

그렇다면 김치·된장은 암을 치료하는데 왜 젓갈류는 암을 유발할까?(모두 유발하는 게 아니다. 그런 유해한 성분이 들어간 경우에 한하는 것이니 오해 없기를 바란다) 김치나 된장·고추장을 담그는 소금은 대체로(대부분이) 간수를 뺀 소금을 사용한다. 쓴맛 때문이라고 설명하는데 유해성이 문제의 본질이다.

전통 음식점이나 된장을 만들어 파는 곳에 가서 '어떤 소금을 쓰느냐'고 물어보라. 예외 없이 간수를 2~3년 이상 빼서 쓴다고 한다. 이유는 간수가 해롭고 맛이 쓰기 때문이다.

전통적으로 발효한 된장·간장 속의 소금은 유해한 간수를 뺀 좋은 소금이라 할 수 있다. 만일 젓갈류를 섭취한 결과 암이 발생하는 역학조사가 나왔다면 불순물이 들어갔다고 봐야 한다. 식품을 만드는 사람들은 이를 간과해서는 안 된다. 소금이 암을 유발하는가를 실험하려면 간

수·중금속·가스를 뺀 깨끗한 소금으로 실험해야 한다.

• 소금과 불순물을 구분하자

 만약 소금에 들어있는 중금속이 소금이라면 소금을 적게 먹는 것이 좋을 것이다. 하지만 소금에 흡착된 간수·중금속·환경호르몬·가스는 소금이 아니고 이물질이다.

 소금에 붙어있는 중금속을 소금과 동일체로 판단하고 적게 먹어야 한다면 이는 마치 과일에 잔류 농약이 묻어있으니, "과일을 조금만 섭취하라."고 하는 것과 같다. 물이 오염되었다고 물을 조금만 섭취하라고 말하지 않는다. 공기가 오염되었다고 숨을 조금만 쉬라고 하지 않는다. 정수된 물을 충분히 마시고 맑은 공기를 충분히 들이쉬라고 말한다. 즉, 중금속이 없는 순수한 소금을 충분히 섭취하는 것이 옳은 방법이다. 그 외 소금의 종류에 대하여는 각자가 그 소금이 얼마나 순수한지 따져보면 될 것이다.

 다만 간수만 제거한다면, 소금 자체의 중금속 정화력으로 인해 미량의 중금속이나 미네랄은 별문제가 되지 않는다. 비단 소금뿐만 아니라 많은 식품이 여러 가지 중금속에 오염되어 있는 것이 현실이다.

- 소금은 고혈압 예방에도 도움이 된다

많은 사람이 소금은 고혈압의 주범으로 믿고 있지만, 소금은 오히려 고혈압을 예방하는 효과가 있다. 소금을 섭취하면 물을 더 섭취하여 혈류를 개선하고 지방을 흡착·배출하기 때문에 고혈압을 예방한다.

아인슈타인 의과대학의 마이클 올더먼 박사는 "소금을 하루 1,000mg 더 섭취하면 사망률이 10% 낮아진다"는 사실을 밝혔고, 일본의 신켄 다우치 박사는 국내 방송사와의 인터뷰에서 국내산 천일염을 구워서 만든 소금으로 고혈압을 치료하고 있다고 밝혔다. 그리고 농림수산식품부가 2009년부터 2011년까지 국내외 병원에 의뢰하여 인체 적용실험을 한 결과 국내산 천일염이 고혈압 예방에 효과가 있음을 밝힌 바 있다. 이 연구에서는 그 기전을 밝히지 못했는데, 그 이유는 소금을 섭취하면 혈류가 개선되어 세포에 산소가 충분히 공급되기 때문이다.

이러한 소금의 효능이 밝혀졌음에도 불구하고 국내외 의학계에서는 저염식을 강조하고 있다. 의학계에서 논리적인 근거도 없이 잘못된 주장을 계속한다면 국민 건강을 해치는 것은 물론 우리의 전통 식품인 김치·된장을 세계화하는데도 큰 장애물이 될 것이다. 소금은 암은 물론 고혈압·당뇨·아토피·심부전 치료에 도움이 될 뿐만 아니라 장수를 위한 필수식품이다. 소금에 대한 본질적 이해는 필자의 **'소금 오해를 풀면 건강이 보인다'** 책을 참고하기 바란다.

면역요법은
자기 면역세포를 배양하여 활용하는 만큼
부작용도 거의 없다.
제 4의 암 치료 방법이라고 불릴 정도로
오늘날 그 중요성이 대두되고 있다.
전통 3대 암 치료방법과 비교하면
대단히 친 생명적인 방법이며
건강증진에 크게 이바지할 것으로 보인다.

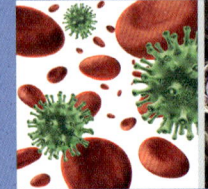
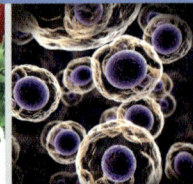
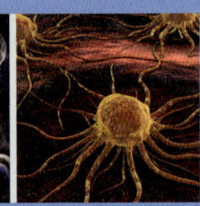

면역력을 통한 암 치유

8장

01 면역력을 향상시키는 방법

■ 암 환자들의 면역력은 건강한 사람보다 현저히 낮다. 따라서 평소 면역력을 높이는 생활을 하면 암세포가 발생하더라도 암세포의 증식을 막을 수 있다.

• 긍정적 사고와 면역

우리 몸은 긍정적인 생각을 할 때 교감신경과 부교감 신경이 적절히 조화를 이루어 면역력이 증가한다. 면역학을 연구하는 일본의 쇼와약학대학의 호시게이코 교수가 노래 부르기를 좋아하는 사람 3명과 싫어하는 2명을 대상으로 '긍정적인 사고가 면역력에 미치는 영향'에 대한 실험을 했다. 2명에게 90분간 번갈아 가며 노래를 부르게 한 뒤 혈액 속의 NK 세포 수의 활성도를 측정했다. 실험결과 즐거운 마음으로 노래를 부른 사람들은 NK 세포 수가 크게 증가했는데 반해 노래를 싫어하는 사람들은 오히려 크게 줄었다. 같은 상황이라도 즐겁고 긍정적인 마음으로 임하면 면역력이 높아진다는 것을 알 수 있는 실험 결과다. 긍정적 사고는 몸속에서 도파민과 림프구를 활성화하고 뇌혈관을 확장한다. 따라서 뇌세포에 산소를 원활하게 공급할 수 있고 면역력을 증가시켜 암 예방 및 치료의 효과가 크다.

긍정적 사고는 어떤 상황에서도 즐거워하는 마음, 작은 것에도 만족하고 감사하는 마음이다. 특히 가족이나 이웃, 연인을 사랑하는 사람은 건강하다. 사랑은 받을 때보다 줄 때 더 효과가 크고 서로 주고받는다면 건강한 삶에 큰 도움이 된다.

미국 글래노스터 박사의 연구결과, 긍정적 정서를 가질 경우 남자는 41%, 여자는 18%가 뇌졸중이 줄어들었다. 긍정적 사고를 하는 사람에게서는 (뇌)혈관이 확장되어 혈액순환이 원활해지고 산소 공급이 잘되는 반면 부정적인 사람은 그와 반대의 현상이 나타나기 때문이다.

• 웃음과 면역

긍정적인 마음의 대표적인 예는 웃음이다. 뇌는 웃을 때마다 도파민 호르몬을 분비한다. 도파민은 교감신경과 부교감 신경을 적절히 조절하여 NK 세포 수를 늘리고 활동성을 높여준다.

SBS가 동일한 신체조건을 가진 쌍둥이 형제를 대상으로 웃음이 인체에 어떤 영향을 주는지 실험했다. 실험 결과 억지로 웃게 한 사람과 자연스러운 웃음을 유도한 사람, 모두에게서 교감신경과 부교감 신경이 조화를 이루는 긍정적인 변화가 일어났다.

웃음 또한 운동할 때와 유사한 열량이 소모되는 것으로 밝혀졌다. 웃음은 비만을 예방하는 것은 물론, 면역력을 증가시켜 암 예방 치료에 활용되기도 한다.

- 체온과 면역

체온이 1℃ 높아지면 면역이 5배 증가하고 체온이 1℃ 내려가면 면역이 30% 떨어진다. 간암 말기 환자였던 일본의 모로시 씨는 수술이나 항암제 투여가 불가능하여 6개월 시한부 의학판정을 받았다. 그 후 그는 유산소 운동, 환부 마사지, 반신욕 등으로 체온을 높이는 생활을 했는데 3개월 후, 그의 백혈구 수치는 4,000에서 6,200으로, 림프구 수치는 1,316에서 1,427로 크게 높아졌다. 또한, 체온이 1~2℃ 상승하면 신진대사가 2배 이상 증가하며 신진대사가 좋아지면 그만큼 산소 전달이 용이해진다.

02
산소 공급을 통한 면역력 높이기

▌　　　　　　암 치유의 본질은 산소결핍을 해소하는 것이다. 암은 면역력에 의해서도 큰 영향을 받지만, 면역력도 대부분 산소에 종속된다. 장기에도 산소가 충분히 공급되어야 대사가 활발해져 면역 세포가 부족해지지 않는다. 이 논리를 뒷받침한 실험이 있다.

 SBS가 서울의 30~40대 직장인 4명을 대상으로 '숲 속에서의 면역 세포 수 변화'를 살펴본 결과 2박 3일 후 피실험자들의 NK세포 수가 크게 증가했다.

 병원 치료를 포기한 암 환자 중 완치된 사람들은 대부분 산속 생활을 한 사람들이다. 산속은 산소 농도가 높고 일산화탄소 등 대기오염 물질이 적어 적혈구의 산소 운반 능력을 높일 수 있다. 특히 등산하면 맑은 공기를 섭취하는 것에 더하여 운동 효과까지 있으므로 보다 많은 산소를 몸 전체에 순환시키는 이중 효과가 있다.

최근 각종 면역요법이 관심을 끌고 있는데, 아무리 좋은 면역세포를 배양하여 인체에 주입하더라도 산소가 결핍된 환경에서는 곧 힘을 잃는다. 따라서 면역력을 높이기 위해서는 산소 결핍을 해소하는 것이 본질적이면서도 가장 효과적인 방법이다.

따라서 면역력을 높이기 위해서는 앞에서 언급한 바 있는 각종 산소 결핍 해소 방법들을 꾸준히 실천해야 한다.

영양 공급을 통한 면역력 높이기

면역력을 높이려면 영양이 필요하다. 균형 잡힌 영양을 충분하게 공급하면 면역력이 높아져 암 증식을 억제할 수 있다. 영양 결핍이 암의 직접적인 원인은 아니지만, 영양공급이 충분히 이루어져야 각 기관이 자기 기능을 수행하여 세포에 산소를 공급할 수 있다.

일본 동대병원은 수술로 떼어낸 암 조직과 그 주변 조직의 비타민 A 농도를 측정했다. 암세포 주변부는 비타민A가 정상 세포 주변부의 1/10 ~ 1/1,000 수준으로 현저하게 낮았다. 산소결핍이 발생한 세포 조직은 혈류가 나쁜 상태에 놓여 있으므로, 산소뿐만 아니라 영양 공급도 제한되어 있다. 따라서 '변질된 세포를 정상으로 돌려놓기 위해서' 영양분, 특히 비타민 A를 충분히 공급해야 한다고 밝혔다.

신은 정상적인 인간을 창조했다. 그래서 인간은 정상적인 면역력을 가지고 태어난다. 하지만 살아가면서 인체에 해로운 섭생을 하면서 면역력이 떨어진다. 따라서 정상적인 섭생을 하면 정상적인 면역력을 회복할 수 있다.

산소 전달에 장애를 유발하는 포화지방이나 트랜스지방 또는 산성식품을 섭취하면 면역력이 떨어진다. 반대로 항산화 식품은 혈액을 맑게 하여 면역력을 높인다. 혈액을 맑게 하는 마늘, 파, 양파, 생강, 부추, 인삼, 고추, 다당류가 많은 표고버섯, 영지버섯, 상황버섯, 인삼 등을 섭취하면 면역력을 높일 수 있다.

면역력 증진을 위해서는 몸이 필요로 하는 다양한 영양소를 골고루 섭취해야 한다. 특히 칼슘, 철분, 마그네슘, 굴, 쇠고기, 단백질, 땅콩, 잣, 호두, 참깨 등도 좋다. 과일에는 과육보다 껍질에 많은 영양분이 들어있기 때문에 과일을 섭취할 때는 가능하면 껍질을 함께 먹는 것이 좋다.

이상에서 본 암 발생과 치유의 과정을 하나의 도표로 나타내면 다음과 같다.

※ 윤태호의 암 발생과 치유 계통도

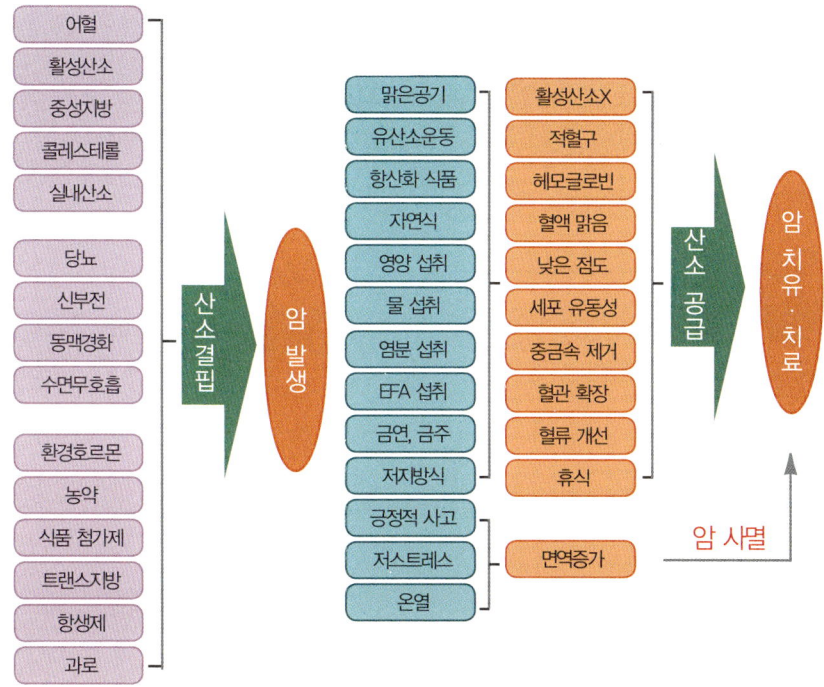

질병에 대하여는
현대 의학이 가장 많은 정보를 갖고 있다.
그 발전에 대한 기여 또한 절대적이다.
그러나 논리적 허점도 많이 노출되고 있다.
이러한 점을 스스로 비판하고
또 비판 받아야 발전이 가능하다.
외부의 비판을 수용할 자세가 필요하다.

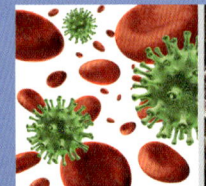 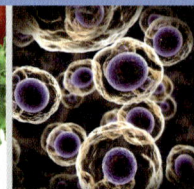 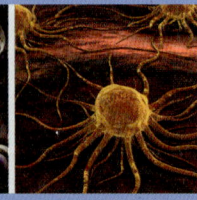

비판하고 비판 받아야 발전한다

9장

01

암에 대한 혼란스러운 의학 정보

의학정보에는 유난히도 혼란스러운 정보가 많다. 예를 들면, "신장병 환자는 옥수수수염을 먹어라. 먹지 마라." "물이 인체에 좋다. 나쁘다." "여름에는 짜게 먹지 마라. 아니다, 소금을 더 섭취해라." "신장병에는 물을 덜 섭취하고 투석하라. 아니 더 섭취해서 노폐물을 빼라." "혈관질환에는 마늘, 양파가 좋다. 아니다, 마늘즙 같은 건 전혀 효과 없으니 먹지 마라." "유기농이 좋다. 나쁘다" 심지어는 "고혈압은 한번 걸리면 혈압이 떨어져도 죽는 날까지 약을 끊지 마라."는 등 그 비논리성이 끝이 없다. 어느 것이 참이고 어느 것이 거짓인지 판단할 논리적 근거도 없다.

암과 관련된 혼란스러운 정보를 살펴보면 "암 환자는 암이 퍼지기 때문에 인삼(산삼)을 먹지 마라. 아니다, 면역과 기력을 위해 인삼을 먹어라." "암은 무한 증식한다. 아니다, 그건 거짓이다." "암은 전이된다. 아니다, 그것은 항암제를 받게 하기 위한 협박용이다." 등….

 문제는 현대 의학의 암에 대한 주장은 논리성이 심각하게 결여되어 있다는 것이다. 대부분 원리적인 접근이 아니고 단편적으로 접근하고 있다. 소위 장님 코끼리 다리 만져보고 그 생김새를 설명하는 것과 같다고 할 수 있다.
 이러한 혼란스러운 정보는 비전문가가 만든 설이 아니고 모두가 의학계 거두라는 전문가들이 공개된 방송에서 한 말이다. 이러한 내용은 언제라도 TV 다시보기가 가능하다. 전문가라는 사람들로부터 이런 정보를 접하면 그 내용의 진위를 떠나 믿고 따를 수밖에 없다. 이러한 오보가 나오는 본질적 이유를 필자로서는 알 길이 없다. 분명한 것은 이러한 혼란스러운 정보로 인해 불필요한 고생을 하는 사람들이 너무나도 많다는 것이다.

02
논리가 없으면 판단할 수 없다

▌　　　　　질병 치료에서 원리를 모르면 바른 판단을 할 수 없다. 흔히 한가지 사안에 대하여 권위자가 주장하면 내용이 납득되지 않아도 믿고 따르곤 한다. 반대로 누군가 믿을 만한(저명한) 사람이 '그것이 아니다'라고 말하면 근거 없이 그 내용을 불신한다.

의학계에서 '고혈압은 원인이 없다. 유전이다'라고 주장하니 대다수 고혈압 환자들이 치료를 포기한 채 부작용이 심한 혈압약을 평생 먹고 있지 않은가?

원리를 모르면 그 결과가 어떤 과정을 거쳐 발생하는지 설명할 수 없다. 옻나무 추출물로 말기 암을 치료하는 최원철 박사의 사례를 들어보자. 그는 말기 암 환자 13명을 치료하여 7명이 14년 이상 생존하고 있다고 발표했다. 대다수가 병원에서 포기한 말기 암 환자들이라고 한다. 말기 암 환자는 대다수가 수개월 내에 죽는다는 현실에서 주목할 내용이다.

그런데 서양 의학에서는 대수롭지 않다며 그 성과를 일축했다. 도리어 그를 의료법 위반이라며 검찰에 고발했다. 그때 만일 최 교수가 옻나무 추출물이 어떤 메커니즘에 의해 암을 치료하는지 그 기전치료의 원리을 설명할 수 있었다면 상황은 달라졌을지도 모른다.

원리를 모르면 어떤 일이 벌어질 수 있는지 비유를 해보자. 현대 의학은 흡연이 암을 유발하는 매우 큰 요인이라고 말한다. 그 내용은 하나의 사실fact이며 데이터도 있다.

그런데 만일 누군가가 그렇지 않다며 흡연이 암을 유발하는 근거가 무엇이냐고 묻는다면 뭐라고 답을 할 것인가? '역학조사를 해 본바 흡연자가 비흡연자보다 암이 더 많이 발생해서'라고 답을 하면 그 주장이 맞다는 사실이 입증되는 것일까? 혹 '그것은 상식'이라는 말로 상대방 설득이 가능할까?

만약 담배회사에서 세계적인 암 권위자를 내세워 그렇지 않다고 반박하면 자신의 주장이 옳다는 것을 어떻게 증명하고 설득할 것인가? 혹 담배에는 발암물질이 4,000여 종이나 들어있다는 말로 설득하면 설득이 될까? 이때 4,000여 종의 발암물질이라는 것이 어떤 과정을 통해 암을 유발하는지 증명해 보라고 하면 어떻게 설명할 것인가?

자신의 주장이나 실험한 내용이 참이라는 사실을 증명하려면 논리가 있어야 한다. 누가 들어봐도 이해가 될 수 있게 말이다. 논리가 없으면 힘겨루기가 될 수밖에 없고 실체와 관계없이 목소리 큰 사람이 이긴다.

　논리의 필요성을 다른 차원에서 생각해 보자. 주변에서 건강에 대하여 아는 것은 없지만 건강한 사람들이 많다. 그들은 건강한 생활을 실천한 사람들이다. 예를 들면 등산과 운동을 자주하는 사람들이다. 그런데 만일 스트레스나 중금속에의 노출, 생활환경 변화로 암에 노출되었을 때 그러한 요소들이 어떤 기전을 통해 암을 발생시켰는지 기전을 모른다면 바르게 질병을 치료할 수 있을까? 이때 논리가 없으면 자칫 질병을 악화하는 처방을 할 수도 있다는 것이다.

03
논리로 말하고 논리로 비판해야 발전한다

문제 해결에 있어서 논리는 곧 핵심이다. 서양 의학은 "한의학이 비과학적이다."라고 말한다. "대체요법이나 민간요법은 경험 의학이다."라고 지적하기도 한다. 하지만 다른 의학을 비판하려면 우선 자신들의 주장에 대해서 논리적 근거를 제시해야 한다. 그리고 다른 학문에서 말하는 주장이나 논리를 비판하려면 그저 '너는 틀렸다'라고 할 것이 아니고 상대방의 주장을 비판하는 논리를 내놓아야 한다.

만일 어떤 질병에 대한 주장이 사실이라면 논리적으로 설명할 수 있어야 한다. 또 그 논리는 누구나 이해할 수 있어야 한다. 만약 어떤 질병이나 그 원인에 대하여 질문했을 때 그 답이 장황하고, 어렵고, 모호하고 이해가 잘 안 된다면, 듣는 사람이 이해를 못 하는 것이 아니다. 논리가 맞지 않거나 설명하는 사람이 그 질병을 바르게 알지 못하기 때문이다.

　우리가 어떤 현상을 설명할 때 자신이 아는 이상으로 설명할 수는 없다. 반대로, 깊이 있게 알면 쉽게 설명할 수 있다. 바르게 아는 사람은 결코 어렵게 설명하지 않는다. 노벨상 수상자인 니콜라 테슬라가 "진리는 단순 명료하다."라고 말한 것처럼 말이다.

　각종 질병에 대한 논문을 보면 유감스럽게도 질병의 본질적 치료라는 관점에 있어서 '기전(논리적 전개과정)'을 말하지 못하는 경우가 태반이다.

　필자가 접한 암에 대한 몇 권의 책에서 어떤 사실을 말할 때 '그런 것으로 생각된다, 추측된다, 더 밝혀야 할 것이다, 확률이 몇 퍼센트다, 그럴 가능성이 높다'는 등의 표현을 쓴 것을 수없이 보았다. 물론 모든 것을 다 알지 못할 수도 있다. 그러나 대부분의 분석 결과가 이처럼 모호하다면 제대로 알고 있다고 볼 수 없을 것이다.

　과학이라는 학문은 논리와 사실로 이루어져야 한다. 따라서 기전을 밝히지 못하고 단지 추측하는 것은 과학적인 접근 방법이 아니다. 과학은 실체가 있기 때문에 반드시 논리적으로 설명할 수 있어야 하고 실험과 사례가 나와야 한다.

　이러한 맥락에서, 의학계에서 발표되는 논문을 수용하는 자세도 큰 문제다. 논문 중에는 결과는 있는데 기전을 밝히지 못하는 논문이 많다. 그런데 이를 검증하지 않고 누군가가 논문을 발표하면 그 내용을 비판 없이 그대로 받아서 전파하는 경우가 많다. 그러다가 그것은 '참'

행세를 하며 사람들의 뇌에 자리를 잡아 버린다. 그 후에는 바른 진실을 말해도 소용이 없다. 도리어 진실을 말하면 비난을 받기 일쑤다.

1953년 하버드대의 매네리 박사가 '소금이 고혈압의 주범이다'라고 주장했다. 하지만 이는 진실이 아니다. 소금은 고혈압의 원인이 아니고 사실은 최고의 고혈압 치료제다. 이 내용은 필자의 '**고혈압 산소가 답이다**' 책에서 논리와 실험과 사례로 검증 확인한 바 있다.

그런데 전문가들과 대다수의 사람은 소금이 고혈압의 주범으로 잘못 알고 있다. 그 결과 고혈압의 수렁으로 빠져들고 있는 것이다. 방송을 통해 끊임없이 저염식을 강조하고 노력해왔지만, 고혈압 환자가 날로 늘어만 가는 현실은 바로 저염식이 고혈압의 해결책이 아니라는 것을 시사하는 하나의 정황이다. 논리도 실험도 없는 일방적인 주장을 검증 없이 받아들인 하나의 나쁜 사례다.

암 치료 방법은 크게 세 가지로 나뉜다.
1950년대까지는 주로 수술요법,
이후 1960년대에는 방사선요법,
1970년대에는 화학요법(항암제)
이 세 가지가 오늘날까지 주축을 이루고 있다.
현대 의학이 암을 치료하는 방법에 대해 진단해 보자.

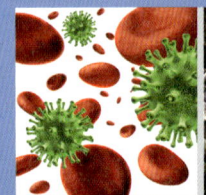 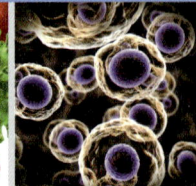 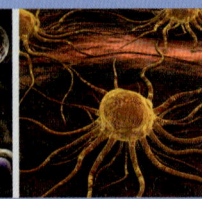

현대 의학의 암
치료방법과 인체 영향

10장

01
수술요법과 인체 영향

• **수술요법의 원리**

수술요법은 메스를 이용해 암을 물리적으로 제거하는 방법이다. 이는 주로 외과 의사들에 의해 시행되며 오늘날까지도 가장 많이 사용되는 방법이다. 수술이 가능한 암 조직이라면 가장 우선적으로 시행하는 방법이다. 암은 1kg 정도로 큰 경우도 있으나 대개는 몇 그램 수준이다. 암세포의 크기가 작더라도 일단 암으로 판명되어 수술할 때는 암 덩어리 주위의 조직을 광범위하게 제거한다. 또 대개는 암세포를 제거할 때 림프절도 함께 제거한다. 주변에 남아 있을 수도 있는 미세한 암세포를 완전하게 제거하고 전이를 막기 위함이다. 그 결과, 수술요법은 환자의 장기를 심하게 훼손시킨다.

위암의 경우 단지 몇 그램의 암 덩어리 때문에 위 절반을 잘라내기도 한다. 췌장암이나 담낭암은 암 덩어리가 작은데도 불구하고 암 덩어리만 제거하기 어려운 기술상의 이유로 췌장, 담낭 자체를 아예 제거하는 경우도 부지기수다.

위와 같은 방법으로 암을 제거한다 해도 수술 암 환자의 약 70% 정도는 미세한 암이 몸에 잔존한다. 악성종양과 양성종양 그리고 정상 세포가 뒤섞여 있기 때문이다. 따라서 잔존하는 암세포의 전이를 막기 위해 방사선요법과 화학요법을 추가하여 치료하는 경우가 대부분이다.

• 수술요법과 암 재발

수술요법은 암세포의 크기보다 많게는 수십 배 크기의 조직을 제거한다. 이때 많은 혈관이 절단된다. 시간이 지나면서 혈관들은 다시 복원되거나 우회 혈관을 만들어 회복되기도 하지만, 문제는 그 과정이다.

우선 많은 출혈이 발생한다. 출혈한 혈액을 수술 당시 제거하지만, 수술 이후에도 출혈이 계속될 가능성은 배제할 수 없다. 또한, 출혈을 막았다고 하더라도 혈관들이 절단된 상태다. 절단된 모세혈관들은 시간이 지나면서 복원된다. 그러나 그것이 하루 이틀에 모두 복원되지는 못한다. 가시에 찔려도 산소 공급이 안 돼 통증이 며칠 동안 지속되는데, 장기 조직을 드러냈다면 절단된 혈관의 수는 가시에 찔린 것보다 수백만 배는 더 많은 것이다.

그러므로 심장으로부터 공급받은 혈액들은 모세혈관이 복원되기까지는 더 이상 갈 길이 없어 갇혀 있게 된다. 즉 어혈 또는 혈전이 생성되는 것이다. 이로써 주변 조직은 또 다른 산소결핍 현상을 겪는다.

이 논리의 타당성은 간단하게 증명할 수 있다. 암 환자들의 수술 부위 통증은 보통 수 주일에서 길게는 한두 달(진통제를 안 먹을 때) 계속된다. 그만큼 장시간 산소결핍 상태에 놓여 있음을 의미한다.

암 주변의 조직들은 같은 섭생의 영향을 받은 몸이다. 따라서 어느 부위나 산소결핍 상태가 크게 다르지 않을 가능성이 높다. 그중 산소결핍이 심한 조직은 암으로 발전할 가능성이 높다. 게다가 수술 후에 투여하는 진통소염제는 많은 활성산소를 발생시킨다.

- 수술요법과 면역결핍

수술요법의 위험 요소 중 다른 하나는 '림프절의 제거'다. 림프절은 면역세포를 만들기도 하고 저장하는 기관이다. 림프절을 제거하면 면역력이 떨어진다. 암 환자는 수술 전부터 면역력이 정상인의 1/3 수준이다. 이에 더하여 림프절을 제거하면 면역력은 현저히 떨어질 수밖에 없다. 그리고 수술 후 먹는 진통제, 소염제, 항생제도 면역세포를 파괴한다.

이러한 사실이 "불가사의하게도 본래의 암 덩어리 주변에 다른 암이 발생했다."는 미국의사들의 의문과 "암을 잘라내고 잘라내도 재발 되었다."는 야야마 박사의 의문에 대한 필자의 답이다.

정상 조직의 손상 없이 암세포만 완벽하게 제거할 수 있다면 최상의 방법이다. 그러나 현실적으로 암세포만 완벽하게 제거하는 것은 불가능하다. 언급했듯이 암세포는 정상 세포와 뒤엉켜 있기 때문이다.

  설령 암을 완벽하게 제거할 수 있다고 하더라도 암의 위험에서 해방되는 것은 아니다. 암은 그 자체가 위험한 것이 아니라 암 환자는 몸 상태가 산소결핍에 놓여 있기 때문에 위험한 것이다.

  수술요법으로 암을 완치할 수 없으며 수술로 암을 제거하더라도 암의 재발은 피할 수 없다. 환자가 과거 암이 발생된 원인(산소결핍)을 그대로 두었기 때문이다. 혹자는 수술 후 완치되어 건강하게 살고 있는 사람은 무엇이냐고 반문할 수 있다. 그러나 환자가 완치될 수 있었던 것은 섭생 등의 환경을 개선했기 때문이지 수술 때문이 아니다. 수술을 비롯한 모든 치료는 예외없이 재발한다.

02 화학요법과 인체 영향

• 화학요법의 원리

항암제는 화학물질을 이용하여 암세포를 제거하는 성분이다. 암세포가 너무 커서 수술이 곤란할 때 수술 전 암세포를 줄이기 위한 목적으로 항암제를 사용하거나 수술 후 남아 있을 작은 암세포를 자라지 못하게 하기 위해서도 처방된다. 그리고 암세포가 여기저기 흩어져 있어서 수술로 제거하기 어려운 경우에도 사용된다.

화학요법은 '암세포는 세포분열이 빠르다'는 사실에 착안해서 암세포를 죽이는 방법이다. 세포가 항암제에 노출되면 세포의 분열주기 중 합성기에 도달하는 순간 파괴된다. 암세포는 분열이 빠른 만큼 합성기에 노출되는 주기가 더 짧으므로 더 빨리 파괴되는 것이다.

최초의 항암제는 재 1차 대전에서 인명을 살상할 때 사용하던 독가스(이페리트)에서 힌트를 얻어 개발한 나이트로젠 머스터드라는 세포 독성물질이다. 1942년 미국에서 이 항암제를 통해 혈액암 환자의 몸에서 암을 제거할 수 있었다. 항암제로 암세포를 없애는 데 성공한 것이다.

• 화학요법의 문제점

위에서 언급한 항암제로 혈액암 환자의 암세포를 제거할 수 있었던 환자는 3개월 만에 사망하고 말았다. 암세포가 없어졌음에도 불구하고 사망한 것이다. 그 이유는 항암제 독성으로 환자의 몸에서 많은 활성산소가 발생하여 뇌 산소 부족 때문이다. 이러한 사실을 간과하지 못하고 새로운 항암제를 계속 개발하지만, 독성을 투여하는 방법이므로 정상 세포가 손상을 입는 본질적은 문제점은 상존할 수밖에 없다.

항암제는 암세포처럼 분열 주기가 빠른 모낭 세포, 소화기의 내피세포, 대장세포, 생식세포, 정자세포, 골수세포까지 암세포처럼 죽인다. 즉, 항암제는 암세포뿐만 아니고 세포 분열이 빠른 정상 세포에도 타격을 입히는 것이다. 그리고 상대적으로 분열 주기가 긴 다른 세포도 항암제가 투여되는 순간 합성기에 도달할 경우 같은 영향을 받게 된다.

게다가 더 이상 분열·증식을 하지 않고 휴면기에 들어간 암세포에는 항암제가 침투하지 못하므로 항암효과가 무력해진다. 이 경우 독성을 더욱 강하게 만들거나 여러 가지 약물들로 칵테일 처방을 하는데 독성이 강한 만큼 부작용이 클 수밖에 없다.

항암치료로는 암세포를 모두 죽이는 것도 어려울 뿐만 아니라 암세포보다 수천 배 더 큰 정상 세포가 큰 피해를 보게 된다.

• 화학요법과 암 재발

대부분 항암제에는 '사람에게 투여할 경우 쇼크사, 심장정지, 심근경색, 협심증, 뇌경색, 혈압저하, 감염, 급성심부전, 요단백, 신부전, 혈뇨, 무뇨, 요독증, 조혈 장애, 혈소판 감소 등의 부작용이 나타날 수 있다'고 적시되어 있다. 이른바 항암제 부작용을 표시한 것이다.

국립암센터 이진수 소장은 "항암제를 사용하는 것은, 건물에 화재가 나서 어차피 불에 타서 죽을 상황에서 혹시나 하고 옥상에서 뛰어내리는 것과 같다."는 말을 했다. 항암제는 그만큼 '인체에 해롭고, 목숨을 건질 확률이 낮은 치료 방법'이라는 것을 의미한다.

그렇다면 항암제가 암을 유발하는 기전에 대하여 알아보자. 항암제와 같은 독성물질이 체내에 들어오면 이를 퇴치하기 위해 많은 활성산소가 발생한다. 활성산소는 세포를 파괴하고 지방세포는 물론 혈관을 산화시킨다. 그로 인해 혈류가 나빠져 결국 세포는 산소결핍 상태에 놓여 암이 증식한다. 그리고 지방세포가 산화되면 점도가 높아져 역시 혈류를 방해하여 암이 발병한다.

1998년 미국 국립암연구소가 "암의 병인학"에서 항암제 치료받은 15만 명의 환자를 조사한 결과 "항암제 치료를 할 경우에 폐암, 유방암, 난소암, 악성림프종, 방광암이 발병했고 백혈병 환자에게서는 폐암, 난소암 환자에게서는 대장암이 발병했다."고 밝혔다. 이러한 결과는 모두 항암제의 독성에 의한 정상 세포의 파괴 때문이다.

요컨대, 항암제가 기존의 암세포는 사멸시키지만, 그로 인해 몸 전체의 정상조직들이 암을 유발하는 환경에 노출된다. 이 논리의 진위 여부는 항암제를 맞았을 때의 증상을 보면 알 수 있다. 항암제를 맞은 환자들은 두통, 호흡 곤란, 구토, 전신 피로, 무기력증, 식욕부진, 집중력 저하 등을 호소한다. 그리고 죽을 것 같은 고통이 따른다고 말한다. 이러한 증상들은 연탄가스로 인한 중독과 같은 전형적인 산소결핍에 따른 증상이다.

항암제는 몸 전체에 산소결핍을 초래하는 강력한 독성물질이다. 항암제의 독성으로 인해 증상조차 없는 조기암 환자의 30%가 5년 내 사망하는 것이다.

항암제의 부작용이 환자들의 고통과 죽음을 통해 알려지면서 최근에는 독성을 약화시켜 사용하는데 부작용이 적은 만큼 암세포도 잘 죽지 않는다. 따라서 그만큼 투여 기간이 길어지고 수개월에서 수년간을 받아야 한다. 투여 기간이 장기화하는 만큼 인체는 만성적으로 산소결핍 상태가 된다. 게다가 기존의 암세포는 항암제를 피해 나가기 위해 수면 세포로 바뀐다. 수면 세포는 항암제가 더 이상 듣지 않게 되어 또 다른 형태의 항암제를 써야 한다. 이러한 과정의 반복은 지속적이고도 만성적인 산소결핍 상태로 만들어 몸 전체에 암이 발생하는 것이다.

암이 불과 몇g의 조직에서의 산소결핍 상태였다면 항암제는 몸 전체를 산소결핍 상태로 만든다. 부분적인 산소결핍은 통증으로 끝나지만, 전신적인 산소결핍은 죽음을 부른다.

앞에서 언급했듯 "암 환자의 80%가 항암제 부작용으로 사망한다."는 오카야마대학 의학부 부속병원의 통계 자료가 이를 뒷받침한다. 그는 항암제로는 단 한명의 환자도 치료된 적이 없다고 말했다.

항암치료를 받는 사람들의 말을 들어보면 예외 없이 "항암제가 너무 고통스러워 항암제만 안 맞으면 살 것 같다."고 말한다. 암 환자였던 홍영재 산부인과 의사도 방송에 출연하여 그 고통을 가감 없이 전달한다.

- 항암제와 면역

항암제는 면역력을 떨어뜨린다. 항암제가 몸속에 들어오면 우리 몸은 이를 적으로 인식하고 공격하기 위해 많은 활성산소가 발생한다. 이 활성산소에 의해 면역세포들이 죽어 혈액이 탁해진다. 즉, 산소결핍은 더 심해지고 그나마 약해진 면역력마저 급격하게 떨어진다.

의사들은 암세포 때문에 다른 조직으로 암이 전이된다고 본다. 하지만 그것은 현상을 올바르게 파악한 것이 아니다. 기존 암세포에서 전이되는 것이 아니고, 항암제에 의해 정상 세포가 암세포로 바뀌는 것이다.

세 번이나 암 발병으로 고생한 바 있는 전 서울대 병원장 한만청 박사는 "암은 벗어나려고 하면 할수록 흉포하게 다가온다."고 증언했다.
　일본의 암 권위자 야야마 박사도 "암은 때리면 때릴수록 포악해진다."고 말했다. 하지만, 엄밀히 말하자면 기존의 암세포가 포악해지는 것이 아니고 항암제로 인해 더 심각한 새로운 암세포들이 생겨나는 것이다.

- 항암제 부작용으로 죽는 이유
　일본 의학계의 통계에 의하면, 항암 치료를 받은 암 환자의 사망원인으로 각각 '암으로 인한 기능장애' 18%, '감염' 29%, '(각종)장기 기능 마비' 24%, '혈액 혼탁' 18%, '뇌출혈' 10%라고 한다.
　이와 같은 항암치료의 부작용이 나타나는 이유를 분석해 보자.

　첫 번째, 암으로 인한 기능장애로 사망한 사례에 대하여 분석해 보면, 항암제는 세포에 보다 더 심각하게 산소결핍을 초래한다. 암 환자는 이미 산소결핍으로 기능이 떨어진 상태이다. 장기가 항암제로 인해 산소결핍이 더욱 심해지면 기능은 더욱 떨어진다. 장기의 기능이 떨어지면 뇌세포에 산소를 공급할 수 없어 결국 사망한다.

두 번째, 감염의 경우를 분석해 보자. 항암제는 면역력을 떨어뜨린다. 따라서 각종 바이러스에 감염될 수 있다. 면역력이 심하게 위축되어 항암치료 중에 감기에 걸리면 낫지 않고 결국 생명이 위험해지는 이유다.

세 번째, 혈액의 혼탁함 역시 항암제로 인한 활성산소의 증가 때문이다.

네 번째, 뇌출혈도 활성산소로 인한 노폐물과 에너지 대사물질들이 산화되어 나타나는 항암제 부작용이다. 항암제로 인해 혈액이 탁해지면 뇌세포에 산소가 제대로 공급되지 않아 부족한 산소를 더 공급하기 위해 심장에서 큰 힘을 가하여 뇌출혈이 발생할 수도 있다.

다섯 번째, 암으로 죽는 사람 역시도 항암제로 인해 간, 신장, 폐와 같이 중요한 장기에 암이 발생하기 때문이다.

이처럼 항암제로 암세포를 죽이는 목적은 어느 정도 달성하더라도 정상 세포에 미치는 악영향이 매우 크다는 사실을 알고 신중하게 결정해야한다.

03
방사선요법과 인체 영향

- 방사선요법의 원리

 방사선 요법은 순간적인 고열을 통해 세포의 재생을 방해하고 유전자에 직접적인 타격을 줘서 암세포를 죽이는 방법이다. 일반적으로 수술과 항암제와 방사선을 차례로 사용하여 암을 제거한다. 그러나 수술도 항암제도 쓰기 어려운 환자에게 곧바로 쓰기도 한다.

 방사선 요법은 X-선, 중이온, 양자선 등을 이용하여 암세포를 피괴한다.

 방사선 요법은 비교적 작은 암세포 치료에 사용되는데 한 번 노출되면 회복 불능의 타격을 주기 때문에 방사선에 민감한 조직에는 사용을 제한한다.

- **방사선요법과 산소결핍**

　방사선요법은 합성기에 놓인 세포뿐만 아니라 분열기, 휴식기 등 모든 세포를 파괴한다. 특히 피부조직을 통하여 깊이 있는 종양까지 가는 과정에서 노출되는 모든 세포에 치명적이다. 이러한 방사선을 한두 번이 아니고 수십 차례에 걸쳐 사용한다.

　방사선에 노출되면 세포조직이 떨어져 나가기도 하고 궤양, 피부 점막의 손상과 염증, 방사선 부위의 장기손상과 기능 저하, 혈액상의 문제, 만성피로, 전신 피로, 탈모, 방사선 폐렴은 물론 다른 암이 발생할 수 있다. 방사선 치료를 받는 사람들은 거의 예외 없이 이러한 고통을 호소한다.

　게이오대학 방사선 전문의 곤도 마코토 교수는, 방사선에 노출된 세포는 회복 불가능한 상태가 되고 그 후유증으로 몇 년 후 심각한 암이 발생한다고 밝혔다. 일본 다카하라 기하치로 의사는 방사선요법과 항암제 투여를 병행하면 환자의 99.9%가 사망했다고 밝혔다.

　방사선에 노출되면 그 독성으로 인해 암세포는 물론 정상 세포도 파괴될 뿐만 아니라 많은 활성산소가 발생한다. 이때 발생한 활성산소로 인해 혈관에 과산화지질이 달라붙어 혈류를 방해한다. 결국, 세포는 만성적으로 산소결핍 상태가 된다.

- 방사선요법과 면역

　방사선으로 인해 림프절이나 골수와 같이 면역을 생산 혹은 저장하는 세포가 타격을 받으면 면역력이 떨어진다. 그리고 그 독성으로 인해 발생한 활성산소로 인해 수십조 개에 달하는 과립구의 생성과 죽음을 반복하면서 면역력이 위축된다.

04

색전술과 인체 영향

- **색전술의 원리**

　모든 세포는 산소 공급이 차단되면 괴사한다. 색전술은 색전물질혈관차단물질로 산소를 공급하는 동맥을 차단하는 방법이다. 색전술은 환자의 암 발생부위가 광범위하거나 수술이 어려운 경우 사용된다.

- **색전술과 산소결핍**

　색전술은 색전물질혈전을 통해 암세포로 가는 동맥을 막아 산소를 차단하여 암세포를 죽이는 방법이다. 모든 세포는 산소가 차단되면 괴사한다는 사실에 착안한 암세포 사멸 원리다. 문제는 정상 세포다. 혈액을 공급하는 동맥을 차단하여 암세포는 죽지만 그 동맥을 통해 산소를 공급받던 정상 세포 역시 괴사한다는 것이다.

인체의 혈관은 손끝에서 발끝까지 연결되어 있다. 혈관의 막힘이 없고 혈류가 좋아야 모든 세포가 산소를 공급받을 수 있고 건강을 유지할 수 있다. 그런데, 그렇지 않아도 산소 결핍으로 암 환자가 되었는데 암세포를 죽이겠다는 이유로 혈관을 막는다면 그나마 공급받던 적은 양의 산소마저 차단되어 암세포 주변의 정상 세포에 산소결핍을 더욱 가중시키는 결과를 만든다.

05 냉동요법과 인체 영향

- 냉동요법의 원리

냉동요법은 아르곤 가스를 이용하여 체온을 급속하게 내리고 헬륨 가스를 이용하여 천천히 녹임으로써 암세포를 죽이는 방법이다. 즉, 암조직을 극저온(영하60℃~영하40℃)에 노출시켜 심한 스트레스를 줌으로써 죽이는 것이다. 체온이 낮아지면 혈관이 급속도로 수축하여 산소 공급량이 줄어든다. 그러면 암세포로 가는 혈류가 차단되고 암세포가 괴사한다. 냉동요법은 암이 국소부위에 국한되어 있을 경우와 초음파로 재발 위치를 확인할 수 있을 때 사용된다.

- 냉동요법과 산소결핍

냉동요법 역시 세포로 가는 산소를 차단하는 방법이다. 산소가 차단되면 암세포는 죽는다. 하지만 암세포 주변 정상조직도 산소결핍에 노출되어 주변의 정상조직이 발암 환경에 노출된다.

암은 냉병이라 할 만큼 냉한 사람들이 많이 걸린다. 순환장애로 혈액공급이 안 되고 산소 공급이 안 된 탓이다. 그런데 인체를 더 냉하게 한다면 그나마 남아있던 정상 세포마저 암세포로 빨리 진행될 수밖에 없다.

이 방법은 국내에서는 거의 사용되지 않으며 비용이 많이 들 뿐만 아니라 재발률이 매우 높고 발기부전을 비롯한 많은 부작용이 발생한다.

- 냉동요법과 면역

체온이 1℃ 낮아지면 면역력은 30% 낮아지고 체온이 1℃ 올라가면 면역력이 3~5배 높아진다. 냉동요법으로 암세포 주변 림프절의 온도가 낮아지면 면역력에 매우 큰 타격을 준다.

냉동요법은 암세포보다 정상 세포에 더 큰 영향을 준다. 암세포는 정상 세포보다 냉증에 강하기(저온에서 생존 가능하기) 때문이다. 냉증으로 면역력이 낮은 환자의 체온을 낮추면, 더욱 면역력이 떨어져 암이 급속도로 퍼진다.

06 암세포를 사멸시키는 면역요법

• **면역요법의 원리**

면역요법은 면역체계가 암세포를 공격하여 사멸시킨다는 사실에 착안하여 면역력을 높여 강해진 면역력으로 암세포의 증식을 억제하는 방법이다. 이 방법은 환자의 몸속에서 소량의 NK세포를 뽑아내어 증식, 배양하여 다시 환자의 몸에 투입시켜 암에 대항하게 한다. NK세포 증식에는 사이토카인이라는 물질을 이용한다.

이 방법은 부작용이 없다는 장점 때문에 최근 연구가 활발히 진행되는 새로운 암 치료방법이다.

최근 일본에서는 NK세포를 활용한 암 치료가 활성화되고 있다. 국내의 한 방송사에 소개된 바 있는 일본의 오다 하루노리 박사는 "췌장암으로 병원에서 수술조차 불가능한 환자에게 1~2개월간 인위적으로 배양한 NK세포를 환자의 몸 안에 주입한 결과, 황달이 없어지는 등 증세가 크게 호전되었다." 그리고 "3개월간 NK세포를 주사한 결과 암의 크기도 줄어들었다."고 말했다. 일본에서는 갱년기의 여성들이 암 예방 차원에서 NK세포 주입요법을 활용한다.

면역요법으로 버섯이 활용되기도 하는데 특히 버섯 속의 베타글루칸, 그중에서도 ND플랙션이라는 물질이 체내에 들어가면 전반적인 면역 기능을 높여 암세포의 증식을 억제할 수 있다.

- 면역요법의 한계

면역요법은 자기 몸의 면역세포를 배양하여 몸속에 집어넣어 활용하기 때문에 부작용이 거의 없다. 다만 이 경우도 스스로 면역력이 높아지는 것이 아니므로 본질적인 치유는 아니다.

면역요법으로 암을 치료하더라도 산소 공급이 안 되는 인체의 구조적인 문제를 해소하는 노력을 병행하여야 한다.

부작용 없는 온열요법

▎　　　　　암세포와 정상 세포는 온도에 따라 반응이 다르다. 정상 세포는 47℃까지 영향을 받지 않지만, 암세포는 38.5℃~42℃에서 정상화되고 자연사apoptosis 한다고 알려져 있다. 따라서 종양 부위에 전기에너지를 통과시켜 암세포 부위의 온도를 42~43℃까지 높여주면 정상 세포에는 영향을 주지 않으면서 암세포를 파괴하는 것이다.

이와 같은 원리를 이용하는 것이 고주파 온열요법과 중입자 가속기이다. 하지만 세포가 42℃ 이상 높은 온도에 노출되면 정상 세포가 일부 타격을 받는 것은 피할 수 없다. 또 정상 세포가 당장은 죽지 않더라도 피해를 받는다.

우리 몸은 36.5℃에 가장 이상적으로 생명 활동을 이어갈 수 있다. 그리고 설령 암세포만 정확하게 괴사시킬 수 있다고 해도 암이 다시 재발하는 것은 시간문제다. 원인치유가 아니기 때문이다.

따라서 온열요법은 낮은 체온을 정상화하는 수준, 즉 운동이나 혈류 개선을 통한 자연적인 방법이어야 한다. 그러면 면역력이 높아지는 것은 물론 혈관이 확장되고 혈류가 개선되어 세포에 산소가 잘 공급되어 암 치유에 큰 효과를 볼 수 있다.

암 치료방법과 부작용

치료방법	부작용
수술요법	림프구 제거로 면역저하 및 혈관단절로 인한 혈전 발생으로 산소 공급제한
항암요법	면역저하 및 활성산소 증가로 정상 세포의 암세포화
방사선요법	면역저하 및 활성산소 증가로 국소적 암 재발
색전술	동맥을 막아 정상 세포에 산소 공급 제한으로 정상 세포 괴사 및 암 재발
냉동요법	저온으로 인해 혈관 수축과 면역력 저하로 암 재발
면역요법	부작용이 없음, 치료 후 생활을 바꾸어야 함
온열요법	체온 정상화 방법은 부작용 없음

이제까지 암을 죽는 병으로 알고 있었다.
암을 치료하다 죽어도 당연하게 생각했다.
하지만 암은 죽는 병이 아니다.
죽는 이유는 인체의 전반적인 산소결핍 때문이다.
암은 국소적인 산소결핍 상태이다.
국소적인 산소결핍은 통증만 있을 뿐
생명에는 위협이 되지 않는다.

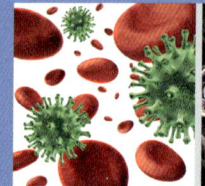 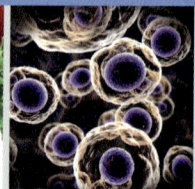 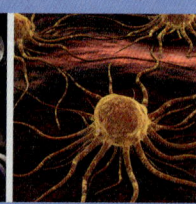

새로운 진실,
암은 죽는 병이 아니다

11장

01
암 환자는 암으로 죽지 않는다

대다수 사람은 암 자체가 죽는 병이라서 암 환자가 위험하다고 생각한다. 하지만 암 환자가 위험한 진정한 이유는 암이라는 질병 자체가 아니고 산소결핍의 가능성을 내포하고 있기 때문이다.

암은 수 년에서 수십 년에 걸친 만성적 산소결핍으로 인해 발생한다. 특정 부위가 수십 년에 걸쳐 산소결핍 상태였다면 그 환자는 인체 전반적으로 산소결핍 상태일 가능성이 매우 높다. 인체 전반적으로 산소결핍 현상이 있을 경우 뇌세포에도 산소가 결핍될 가능성이 크다. 인체는 그 어떤 이유에서든 뇌세포에 산소가 공급되지 않을 경우에만 사망한다. 특정 부위에 암이 발생했더라도 뇌세포에 산소 공급만 이루어지면 죽지 않는다. 반대로 건강한 사람도 뇌세포에 산소 공급이 안 되면 죽는다.

KBS 생로병사의 비밀 팀의 발표 자료에 의하면 대장암 환자 1기의 경우 95%, 2기의 경우 75%, 3기의 경우 45%, 4기의 경우 5%가 생존한다. 생존율 차이가 나는 이유는 초기의 경우 산소결핍의 정도가 국소적인데 반해 4기의 경우 전신적인 산소결핍 상태이기 때문이다.

암 환자는 암으로 죽지 않는다는 연구 보고가 있다. 스웨덴에서 실시한 연구 가운데 아무런 치료도 하지 않은 초기 전립선암 환자 223명을 평균 10년 동안 관찰했다. 그중 124명이 사망했는데 사망 원인이 암이었던 사람은 19명(8.5%)에 불과했다. 나머지 204명(91.5%)은 생존했거나 암이 아닌 다른 장기 이상으로 죽었다. 즉, 암 환자가 암으로 죽는 경우는 많지 않다는 의미다. 이 연구결과를 발표한 후부터는 스웨덴에서는 전립선암에 대하여는 아무것도 하지 않고 상태를 지켜보는 것이 일반적이라고 말한다. 일본에서도 이와 같은 분석을 내놓은 전문가가 있다.

이처럼 암 환자는 대부분 암이 아닌 장기 조직의 기능 저하로 사망한다는 것이다. 이제부터 그 이유를 필자의 논리로 풀어보겠다. 장기 조직이 이상이 발생하면 뇌세포에 산소를 충분히 공급하지 못하기 때문에 사망하는 것이다. 예를 들어 암 환자가 심장이 멈추어 죽는 이유는 심장으로부터 뇌세포가 산소를 공급받지 못해 죽는다. 신장 기능의 이상으로 죽는 것도 노폐물을 걸러내지 못해 피가 탁해져 뇌세포가 산소를 공급받지 못해 죽는다. 그리고 암으로 죽는 18%의 환자의 경우도 실제는 암 자체로 인해 죽는 것이 아니다. 암이 발생한 조직의 기능 저하로 인해 뇌세포에 산소를 공급하지 못했기 때문이다.

단 몇 그램의 암으로 죽지 않는다

영국의 BBC 방송국은 2010년에 20세기 최고의 인간 승리자로 피터 헐(당시,34세)을 선정했다. 그는 팔다리가 없는 몸으로 1988년 서울올림픽과 1992년 바르셀로나 올림픽에 출전하여 3개의 세계 신기록을 수립했다.

필자는 주변에서 팔 하나, 다리 하나, 아니 양다리가 모두 없이도 보통 사람처럼 건강하게 살아가는 사람들을 많이 보았다. 그들은 팔다리가 없는 장애를 가졌을 뿐 보통 사람들처럼 자기의 수명을 다할 수 있을 것이다.

그런데 암세포를 가졌다는 이유로, 단 몇 그램 때문에(증식하고 전이된다는 말에) 무서운 속도로 죽음의 길로 내닫는다. 팔다리가 아예 없어도 생명에 아무런 지장 없이 살아가는 사람이 무수히 많은데 단 몇 그램이 정상 세포와 조금 다르다는 이유로 죽는다는 것이 말이 되는가? 나는 이 비논리적인 실상이 도무지 이해가 되지 않는다. 혹자는 이 말에 '암의 특성을 몰라도 너무 모른다' '암이 무한증식하고 전이된다는 사실을 모른다'고 생각할 것이다. 하지만 그런 생각은 곧 바뀔 것이다.

의사들은 "암이 단 1g만 있어도 순식간에 온몸으로 퍼질 수 있으니 당장 항암 치료를 받으라."고 말한다. 그 이유는 바로 암은 전이된다는 말 때문이다. 작은 암이라도 암세포 주변의 넓은 조직을 잘라내고, 그래도 불안하여 화학요법과 방사선요법을 통해서 온몸에 세포 독성 물질과 고열高熱로 고통을 준다. 암 환자들은 대부분 항암제로 죽었다고 일본의 암 전문의들은 말한다. 전이설이 사실이 아니라면 항암제를 받을 이유가 없고 따라서 그렇게 많은 암 환자가 죽지 않았을 것이다.
일본의 암 전문의 야야마 교수가 기자들 앞에서 메스를 집어 던지며 "제가 그동안 치료했던 경험 가운데 항암제 치료로 암이 완치되었다고 생각되는 사람을 단 한 번도 본 적이 없다."고 말했다. 또 '이영돈 PD의 암 논리로 풀다'에 출연한 아보 도오루 교수도 자신의 치료 경험상 "항암제로 치료된 환자는 단 한 명도 없다."라고 단호하게 말했다.

항암제를 쓰는 이유는 170년 전에 나온 홀스테드의 암 전이설 때문이다. 뒤에 가서 설명하겠지만, 실체가 없는 암 전이설이 죽을 가능성이 크지 않은 수많은 암 환자들의 생명을 빼앗아 가고 있다. 현대 의학에서는 암이 아무리 작아도 그대로 두면 순식간에 퍼져 죽는다며 조기 진단과 조기 치료를 하라고 말한다. '암 전이설이 사실'이고 '항암제의 부작용이 없다면' 이는 응당 필요한 조치다.

그러나 만약 암이 전이되는 것이 사실이 아니라면 항암치료는 불필요한 조치이다. 항암제로 인해 정상적인 세포가 다시 암이 되어 죽음을 맞는 현실을 생각하면 암 전이설이야말로 의학 역사상 가장 큰 실수이며 비극의 원천이다.

일본 오카야마 대학의 분석에 의하면 암 환자가 암으로 죽은 경우는 20%에 불과하며 나머지 80%는 항암제의 부작용으로 죽는다는 사실을 밝혔다. 또 진단 기술의 발전으로 인해 멀쩡한 사람이 한 해에 25만 명이나 죽는다고 언급했다. 다시 말해 죽을 가능성이 크지 않은 사람을 치료해서 그중 상당수가 죽는다는 것이다.

후쿠시마 대학의 현역 교수인 호시노 요시히고가 쓴 '항암제 거부하라' 는 책의 광고(요미우리신문 2005. 9. 28)에는 "암에 걸린 의사가 강한 부작용이 염려되는 항암제를 거부하고 전혀 다른 방법으로 치료했다."는 내용이 있다. 실제 일본 의사 대다수가 항암요법을 쓰지 않고 대체 요법을 쓴다고 한다. 우리나라에서도 암에서 생존한 의사들은 항암제로 암을 치료했다고 말을 하지 않는다. 그들은 생활 개선으로 암이 치유되었다며 생활을 바꾸라고 권고한다.

아마도 현대 의학은 "그나마 치료해서 그 정도다. 최선을 다했다."고 말할 것이다. 현대 의술로는 최선을 다한 것을 인정한다. 그러나 항암제가 어떤 성분인지를 아는 의사라면 항암제로 치료해서 인체가 본질적으로 개선되기를 기대하는 의사는 없을 것이다. 만일 이 사실을 모르고 항암제를 쓰는 암 전문의가 있다면 그는 인체에 대하여 너무나도 모르는 의사다. 설사 최선을 다했다 해도 환자에게 도움이 되지 못한다면 일말의 책임을 가져야 할 것이다.

03 암은 자연치유될 수 있다

■ 암이 자연치유 될 수 있는지의 여부는 과연 "암세포가 정상 세포로 다시 돌아올 수 있느냐?" 하는 것이다. 물론 면역력에 의해 암세포가 사멸되는 경우도 포함된다.

결론부터 말하면 암세포는 다시 정상 세포로 바뀔 수 있다. 왜냐하면, 암세포는 정상화되기를 간절히 원하고 있기 때문이다. 통증이 그 증거이며 신호다. 암세포는 산소를 공급받아서 고통 없는 산소 대사를 하고 싶어 한다. 암세포가 신생 혈관(새로운 혈관)을 만들려고 하는 것도 정상 세포로서 살다가 생을 마감하고 싶어서이다. 그래서 산소를 공급해 달라고 아우성을 치고 신생혈관을 만드는 것이다.

이는 필자만의 주장이 아니다. 면역학의 대가 아보 교수는 산소만 충분히 공급해도 암이 낫는다고 말했다. 그는 4~5센티의 위암도 1년이면 자연 치유될 수 있다고 말한다. 그는 병원에서 포기한 암 환자들도 바른 섭생을 통해 2, 3년이면 저절로 낫는다고 말했다. 그는 실제 면역요법을 1회분 사용하여 환자의 수명이 4개월 연장된다는 통계 자료를 제시했다. 면역력이 암세포를 공격한다는 사실을 밝힌 만큼 이는 정설로 받아들여도 좋을 것이다.

에모리대 윈십 암센터의 신동문 센터장은 면역력이 없는 쥐에 암세포를 주입한 후 녹차 추출물을 주입한 결과 암세포가 절반으로 줄어든 사실을 확인했다. 녹차 추출물이 산소결핍을 해소하여 암의 자연치유가 가능하다는 것을 의미한다. 그리고 병원 치료를 포기한 암 환자들이 산속에 들어가 치료된 예가 이를 간접 증명한다. 산속에서는 산소 농도가 높고 대기 오염도가 낮으므로 그 결과 면역력도 높아져 암세포를 사멸하는 것이다.

암은 죽는 병이 아니라는 보다 구체적인 증거가 있다. 말기 암으로 걷지도 못했던 사람이 운동과 식이요법을 통해 건강을 되찾고 정상인보다 체력도 좋은 상태로 살아가지만, 몸에는 암을 그대로 갖고 사는 사람이 적지 않다는 것이다.

04
암은 저절로 없어지는 경우가 많다

　　　　　　　암이 커지는 경우도 있지만 더 이상 커지지 않고 그대로 있거나 줄어들기도 하고 아예 없어지는 경우도 적지 않다. 방송사례 등에서 흔히 볼 수 있는 자연 치유되는 사례가 그 증거다.

　자신의 몸속에 암이 있지만 아무런 문제 없이 사는 사람도 있고 자신도 모르는 사이에 저절로 낫기도 한다. 필자 주변에 입대를 위해 신체검사를 받다가 자신이 폐암으로 판명되어 시골에서 요양하다가 혹시나 하고 병원을 찾았는데 폐암이 이미 나았다는 사람이 있다. 그의 폐 속에는 과거 폐암의 흔적만 남아 있을 뿐 지금은 깨끗하다는 것이다.

　그렇다면 몸속에서 암세포가 자연스럽게 없어지는 경우는 어떤 경우이며 그 이유는 무엇일까?

첫 번째, 면역세포에 의해 파괴되는 경우다.

암은 면역력이 회복되면 충분하게 사멸시킬 수 있다. 이 내용은 현대 의학이 이미 밝힌 내용이다.

두 번째, 암세포가 정상 세포로 바뀌는 것이다.

이 원리는 단순하고도 명료하다. 암의 원인은 세포에 산소 공급이 안 되는 열악한 환경 때문이다. 반대로 산소가 충분하게 공급되는 좋은 환경으로 바꾸면 암세포는 정상 세포로 바뀐다. 이에 대하여는 앞서 제시한 논리와 많은 실험결과를 통해 증명했다. 항산화 식품을 섭취하면 암세포가 정상 세포로 바뀐다(apoptosis)는 실험 결과가 그것을 증명한다.

세 번째, 암세포가 자기 수명을 다해 자연사하는 것이다.

암세포는 수면 상태에 있는 경우가 많으므로 수명이 길지만, 영구적인 생존은 있을 수 없다. 수면 상태에서는 정상 세포보다 수명이 더 길 뿐 암세포 역시도 유전자가 있고 수명이 있다. 만일 암세포가 수명이 없다면 죽은 사람에게서도 계속 (암)세포는 살아 있어야 한다는 결론이 나온다.

네 번째, 암세포가 괴사하는 경우다.

만일 암세포에 산소 공급이 중단되면 암세포도 죽는다. 그 근거는 의학계의 치료방법으로 이미 확증했다. 색전 물질로 암세포를 괴사시키듯 말이다. 산소 공급이 차단되면 암세포도 괴사한다.

　세포학에도 정상 세포는 유산소 상태에서만 배양된다고 말한다. 정상 세포는 배지의 덮개를 덮기 전까지는 잘 성장하다가 덮개를 덮으면 성장을 멈춘다고 한다. 덮개를 덮었다는 것은 산소가 차단된 상태를 말한다. 산소 공급이 안 되면 정상적인 에너지 대사는 물론 세포 증식도 불가능하다.

　반면 암세포는 오히려 배지의 덮개를 덮으면 증식이 잘된다. 즉 암세포는 저산소 상태에서 배양이 잘된다. 이를 깊이 있게 해석하면 산소가 충분히 공급되면 암세포는 증식을 하지 않는다는 얘기다. 즉 산소가 충분히 공급되면(장기적으로) 암은 자연스럽게 없어질 수 있다는 사실을 반증하는 것이다.

　암은 스스로 낫는다. 우리 몸에 산소가 공급되면 암세포는 자연 치유된다. 그뿐 아니라 면역력이 증가하면 그 치유 속도는 더욱 빠르다.

　곤도 마코토 박사가 "초기 위암 환자 15명에게 아무런 조치도 취하지 않고 방치한 상태에서 암세포의 성장 속도를 계산한 데이터"가 있다. "암의 배증 기간이 555일~3,076일(1년 6개월~8년 5개월) 걸린다"는 것이다. 즉 직경 1cm 암이 2배가 되는데 최소 1년 반 걸리고 많게는 8년 5개월이나 걸린다는 것이다. 그는 "암 발병 후 사망하는데 최소 20년에서 80년이 걸린다."고 계산했다. 암이 발생하는 데는 수십 년이 걸리지만 암이 치유된 사례를 보면 보통 6개월 또는 길어야 1~2년 내에 치유된다.

이는 어렵지 않게 실험이 가능하다. 암세포를 조건이 아주 좋은 장기에 이식해 보라. 이식할 때도 그곳에 어혈이나 혈전들이 없는, 발암 조건을 만들지 말아야 한다. 이 경우 암세포는 절대 증식하지 않는다. 오히려 좋은 조건에 놓인 암세포는 정상화되거나 면역력에 의해 사멸된다.

이와 유사한 실험을 한 예가 있지 않은가? 암세포에 피톤치드를 투여하거나 김치 또는 된장 추출물에 노출시키면 급속도로 암이 줄어든다. 토마토나 키위를 섭취해도 암세포는 정상화된다.

혹 말기 암이라고 하더라도 일반적으로 생각하는 것처럼 그렇게 쉽게 죽지 않는다. 인체의 산소결핍 상태가 전반적인 현상일 경우에 한하여 뇌세포의 산소결핍 또는 장기의 이상으로 죽을 수 있을 뿐이다.

암 환자의 생존 가능성은 단순한 암의 크기보다 국소적인 산소결핍 상태인가 또는 전신적인 산소결핍 상태인가에 의해 결정된다. 대체로 1기, 2기의 암은 국소적인 산소결핍 가능성이 크고 3기 이상은 전신적인 산소결핍 상태일 가능성이 높다. 혹 전신적인 산소결핍 상태인 말기 암이라고 해도 앞서 언급한 치료 방법을 알고 섭생을 바꾸면 살 수 있다. 지금까지 몸에 해로운 생활(항암제, 수술, 방사선, 냉동요법, 색전술, 흡연, 트랜스지방, 과로, 공포감, 스트레스 등등……)을 하고 있음에도 안 죽었는데 생활을 바꾼다면 지금보다 좋아지는 것은 자명하다.

자신도 모르게 암이 없어지는 경우도 많을 것이다. 어깨나 팔다리에 상당 기간 통증을 느끼다가도 어떤 조치(마사지, 사혈, 운동, 어혈 풀어주는 한약 복용, 항산화 식품 섭취 등)를 취하고 나면 통증이 사라지는 것처럼 말이다. 다만 암세포는 좀 더 단단한 상태로 뭉쳐있어 일반적인 통증보다 그 해소가 좀 더 어려울 뿐이지 원인과 치료의 원리는 다르지 않다.

만성적인 통증을 앓고 있는 사람 중에서 원인을 알 수 없어 수 년간 진통제 처방만 받고 있는 사람 중에 암 환자가 적지 않을 것으로 본다. 또 그대로 방치하면 서서히 암으로 진행하고 있다고 보면 거의 맞을 것이다. 그래도 그들은 자신이 암이라는 사실을 모르기 때문에 항암제와 같은 독성물질에 노출되지 않고 멀쩡하게 살아 있는 것이다.

암이 자연 치유되는 논리는 마치 악조건으로 인해 도둑과 같은 암적 존재였던 사람이 좋은 환경이 되면 순화될 수 있는 것과 같다. 산속에서 암이 치유되었거나 식이요법으로 암을 극복한 사람들은 바로 암세포에 부족했던 산소가 충분하게 공급되었기 때문에 암세포가 정상화 된 것이다. 이것이 자연의 순리이고 생명의 원리다. 의심스러우면 암 환자에게 보다 많은 산소를 공급해 주고, 면역력을 높여 보라. 암세포가 산소 공급으로 인해 증식을 멈추고 면역력에 의해 소멸되어 정상화 될 것이다. 암 환자들은 이러한 사실을 원리적으로 이해하고 있어야 한다. 그래야만 혹 잘못된 정보를 접하더라도 현혹되지 않을 수 있다.

현대 의학은 암이 영생불멸하며
유전된다고 말한다.
심지어 전이된다고 한다.
이 논리로 인해 항암제와 방사선을 받는다.
그러나 이는 사실이 아니다.
사실이 아닌 논리로 많은 암 환자들이 죽는다.
잘못된 논리를 바로 잡아야 한다.

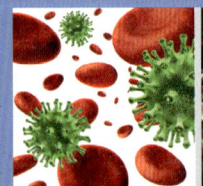
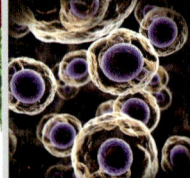
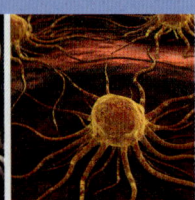

암에 대한 학설을 바로 잡는다

12장

01
암 무한증식 이론은 사실이 아니다

■　　　　　　암 전문가들은 암이 죽지 않고 무한 증식한다고 말한다. 이른바 암의 '영생불멸론'이다. 이로 인해 암에 대한 공포감을 갖게 되어 작은 암세포에도 항암제를 쓰고 방사선을 사용하는 이유가 된다.

대개의 경우 암이 발견되면 시간이 지날수록 커지는 경향이 있다. 이것이 암은 무한 증식한다고 보는 근거인 듯하다. 1cm도 안 되던 암이 불과 6개월 만에 두 세배로 커지는 경우도 있다고 한다. 암이 커지기 때문에 암은 증식한다고 보는 것은 어찌 보면 논리적으로 타당해 보인다.

그러나 암이 무한증식한다는 주장을 하려면 주장이 맞다는 논거를 제시할 수 있어야 한다. 즉, 증식 외에는 암이 커지는 경우가 없다는 설명을 할 수 있어야 한다.

암 무한증식 이론의 근거는 암이 커진다는 사실과 암세포는 저산소 환경에서도 잘 증식한다는 것, 그리고 쉽게 죽지 않는다는 사실 때문이다. 그러나 이 세 가지의 사실만으로 암이 무한 증식한다고 볼 수는 없다.

그 첫 번째 이유는 암은 몇 년이 지나도 전혀 변하지 않거나 작아지거나 아예 없어지는 경우도 있다는 것이다. 아예 병원에서 치료를 받지 않아도 2기, 3기의 암이 자연 치유되는 경우가 적지 않다. 심지어 말기 암이 깨끗이 낫는 사례자도 심심찮게 볼 수 있다. 혹자는 일방적 주장이 아니냐고 하겠지만, 주치의가 판정한 사실을 공개한 경우를 증거로 제시하는 것이다.

이러한 사실은 암세포가 영생불멸하지 않음을 증명한다. 그런 주장을 하는 사람들 스스로가 암세포를 냉동요법, 온열요법, 색전술로 암을 없애지 않는가?

암이 영생불멸하지 않는다는 또 하나의 이유가 있다. 현대 의학은 암세포가 하루에도 수천 개가 발생하지만, 면역력에 의해 대부분 사멸된다고 밝혔다. 만일 죽지 않고 무한증식한다면 '면역력의 암세포 사멸이론'은 의학이론에서 철회되어야 할 것이다.

필자는 암이 무한 증식한다고 주장을 하는 사람들에게 암이 줄어들거나 자연 치유되는 경우를 무한 증식이라는 논리로 어떻게 설명할 수 있는지 되묻고 싶다. 암 환자가 자연 치유된 사례는 암 전문의들도 수 없이 보았을 것이다. 방송에서 과거에 자신이 치료한 환자 중에 자연 치유된 사례들을 보고 놀라는 의사들을 방송에서 수없이 보았다. 이때 암 전문의들의 반응은, "난 믿지 못하겠는데요." "살지 못할 사람이 살았어요." "의학적으로는 설명이 안 됩니다." "기적입니다." 이런 반응이다. 하지만 기적이 아니다. 암이 치유됐다면 치유된 이유가 있는 것이다. 원인과 과정 없는 결과는 없다.

암은 증식하기도 하지만 절대 무한 증식하지 않는다. 암의 증식 여부는 산소 공급 조건에 따라 증식할 수도 있다. 암이 무한 증식하지 않는데도 무한 증식한다며 환자에게 두려움과 공포감을 심어주는 것은 매우 바람직하지 않다. 무한 증식한다는 말에 환자들은 죽는 날까지 공포감에 떨게 되고 부작용 많은 화학요법, 방사선요법을 받게 되는 근거가 되기 때문이다. 암이 무한 증식하지 않는다는 것은 논리적 사고만 있다면 누구나 판단할 수 있다.

'암은 무한증식하지 않는다'는 확실한 근거가 있다. 4기 혹은 말기 암으로 병원 치료를 포기한 환자의 몸에서 암이 사라진 수많은 사례가 바로 그 근거다. TV조선에 출연한 담낭암 말기의 오○○(73세, 여) 씨를 비롯하여 80년대 인기 가수 방○○(66세, 여) 씨, 대장암 말기의 김○○(66세) 씨, 말기 혈액암을 비롯하여 7개의 암으로 시한부 판정을 받았던 신○○(59세) 씨. 그들은 병원에서 어떠한 치료도 받지 않았지만, 이들의 몸에서 암이 흔적도 없이 사라졌다. 그 외에도 4기 암을 자연치유한 사람도 수없이 많다. 만약 암이 무한으로 증식한다면 말기 암 환자의 몸에서 암이 사라지는 일은 일어날 수 없는 것이다.

많은 과학자에 의해 "토마토, 녹차, 키위 등을 섭취하면 암이 사라진다."는 사실도 밝혀졌다. 이러한 사실은 암이 무한증식하지 않는다는 것을 증명하는 실험 결과다.

암은 증식에 의해서만 커지는 것은 아니다. 주변의 정상 조직이 산소결핍으로 인해 암세포로 변이한 경우가 더 많다는 것이 필자의 판단이다. 암세포 주변의 세포들 역시 암세포로 변이할 가능성이 높은 세포다. 암세포 주변 조직은 다른 조직보다 산소결핍 상태에 크게 노출되어 있기 때문이다. 만일 이전보다 산소결핍 상태가 더 심한 환경에 처하면 그러한 정상 세포도 암이 되어 기존의 암 덩어리에 합쳐져 더 커질 수 있다.

필자가 암 무한증식 이론의 근거를 찾아보기 위해 암 관련 책 수십 권을 보았는데 그 주장을 뒷받침하는 참된 논거는 어디에서도 찾아볼 수 없었다. 다만 암세포는 저 산소 환경에서도 생존력이 강하고 증식이 빠를 뿐 무한증식론은 그저 일방적 주장일 뿐이다.

앞서 암이 증식만 하는 것이 아니고 자연치유가 되기도 한다고 언급했는데, 암이 무한 증식하지 않는다는 더욱 분명한 증거가 있다. 건강한 사람도 하루 약 3,000여개의 암세포가 생기는데 만일 이 암세포들이 죽지 않고 증식만 한다면 첫날 3,000여개의 암세포가 증식하고 증식된 암세포가 또 증식하기를 반복한다면 수 년 내에 몸 전체를 뒤덮고도 남는다. 즉, 단 한 사람도 살아남지 못한다. 그러나 모두가 암으로 죽지 않았다. 이것이야말로 암이 무한증식하지 않는다는 명백한 증거다.

- **암세포는 정상화 될 수 있다**

그렇다면 암세포를 정상 세포로 바꾸는 방법은 무엇일까? 그 방법은 암이 발생했던 환경과 반대의 환경을 만들어 주는 것이다. 즉, 만성적인 산소결핍 환경을 탈피하고 충분한 산소를 공급해 주는 것이다.

만약 산소결핍 상태의 세포에 산소를 충분히 공급해 주면 어떻게 될까? 산소결핍으로 당 대사를 하던 암세포가 가능한 범위 내에서 산소 대사로 재전환한다. 그러면 암세포가 정상화되는 순기능이 강화된다.

실제로 옻나무의 우루시올플라보노이드, 녹차의 카테킨, 딸기의 안토시아닌, 버섯의 베타글루칸, 포도의 라스베라트롤, 비타민A, 비타민D, 비타민E와 같은 항산화 성분을 섭취하면 암세포가 없어진다(apoptosis)는 사실을 밝히고 있다.

현대 의학에서는 이를 암세포의 자살apoptosis이라고 표현하는데 그 자료들을 보면,

- 콩, 차, 과일, 채소 등에 들어있는 플라보노이드를 투여하면 암세포의 자멸apoptosis을 촉진했다. (분자암학)

- 온도가 높아지니 암세포가 자살apoptosis했다. 그리고 신생 혈관이 억제됐다. 비타민A, D, K가 암세포 성장억제 효과가 있었다. (암전이 재발 방지법)

- 딸기 속의 안토시아닌(비타민C 계통) 역시 앞서 분석한 녹차나 차가버섯처럼 세포의 apoptosis를 촉진한다는 사실이 밝혀졌다. (세포학 등)

- 비타민A, C, D, E, K 성분이 세포의 apoptosis를 유도했다. (세포학 등)

위에 언급한 암을 치료하는 성분들은 흔히 말하는 항암 식품(성분)이다. 이러한 식품을 항암 식품 혹은 항암 성분이라고 표현하는 것으로 보아 암을 없애는 것만은 분명하다. 현대 의학은 이러한 사실을 실험으로 밝혔지만, 아직 그 기전을 밝히지 못해 '그렇다, 아니다'를 놓고 혼란스러워하면서 갑론을박을 벌이고 있다.

항산화 성분이 암을 치유하는 기전은, 항산화 성분이 활성산소의 발생을 억제하므로 혈액순환이 개선되어 세포에 산소를 충분히 공급하기 때문이다.

02

암은 유전되지 않는다

▍   2012년 9월 13일자 국내 모 방송 8시 뉴스에 앵커가 다음과 같이 멘트를 했다. "부부는 생물학적으로 유전자가 다른데 같은 시기에 비슷한 암에 걸린다고 하니 참 신기한 일입니다." 결혼 36년차인 두 부부는 잇따라 대장암과 직장암 진단을 받았다. 부인은 "남편 따라 고기를 많이 먹고 운동을 안 해서 그렇다."고 말한다.

이어서 의학전문 기자가 덧붙인다. "유전이냐? 후천적 요인이냐? 의학계의 영원한 숙제입니다. 여기에 답을 준 연구결과가 있습니다. 스웨덴·덴마크 등의 유수한 연구기관들이 일란성 쌍둥이 40,000 여명을 대상으로 조사했는데 비슷한 암에 걸릴 확률은 30%다. 그래서 70%는 유전이 아니고 생활습관병이며 후천적 원인 때문에 발병한다. 지금 암 발병에 관여하는 후천적인 연구들이 집중되고 있다. 원인만 찾으면 더 좋은 치료방법이 나올 것이고 10년 생존율도 높아질 수 있다."고 말한다.

이는 참으로 어이없는 분석이다. 현대 의학의 분석력이 이 정도라면 정말 암울하다. 70%는 유전이 아니라는 것 맞다. 그럼 30%는 유전 때문일까? 전혀 아니다. 30%의 경우도 유전이 아니고 쌍둥이가 암이 유발되는 유사한 생활을 한 결과다. 70%는 유사한 생활을 하지 않았기 때문에 다른 결과가 나온 것이다. 유전자가 전혀 다른 남이라도 세포 내 산소가 결핍되는 생활을 하면 암이 될 수 있다. 그것은 앵커가 앞에서 말한 것처럼 유전자가 전혀 다른데도 같은 생활(남편 따라 고기를 많이 섭취하고 운동을 하지 않았다)을 했기 때문에 둘 다 산소결핍 현상으로 인해 암이 된 사실이 이를 증명한다.

반대로 유전자가 같아도 전혀 다른 생활을 한다면 결과는 달라진다. 즉, 산소가 결핍되는 생활을 하면 암이 되고 산소가 결핍된 생활을 피한다면 암이 되지 않는다. 이는 너무나도 단순하고도 명료한 논리인데도 왜 그렇게 해석하는지 참으로 이해가 안 된다.

유전에 대해 분석하는 것을 보면 부모가 암이고 자식도 암이면 유전이라고 말한다. 또 부모는 암이 아닌데 자식이 암이면 유전이 아니라고 말한다. 참으로 희한한 분석이다.

결과를 보고 그때마다 편리한 대로 해석을 한다. 부모가 암인데 자식은 암이 될 수도 있고 그 반대일 수도 있다. 또 부모가 암이 아닌데 자식은 암일 수도 있고 그 반대일 경우도 있다. 반드시 어떤 경우 중 하나의 현상으로 나타나는 것을 가지고 그 비율 만큼 유전이라고 분석하는 것이 암에 대한 유전공학적 이론이다. 암을 유전적 확률로 말하는 것은 모두 해석의 오류다. 모든 병은 원인 때문에 발생한 것이다. 유전자가 변한 것은 그 결과로 나타난 하나의 확률적 현상이지 원인이 아니다.

미국의 유명한 여배우 안젤리나 졸리는 어머니와 외할머니가 유방암이었다고 한다. 불안한 나머지 그녀가 유전자 검사를 해 본 바 유전자가 가족과 같았다고 한다. 그녀는 암 발생 가능성이 높다는 의사의 말을 듣고 멀쩡한 유방을 제거했다는 것이다. 유전된다는 말에 유방이 없어져도 생명만은 건져야겠다는 심정이었을 것이다. 하지만 암은 유전과는 전혀 상관이 없다. 부모가 (유방)암이라도 산소결핍이라는 원인 제공만 하지 않으면 절대 암에 걸리지 않는다.

필자의 지인 중에 아버지가 40대 초반에 고혈압으로 인한 중풍으로 쓰러져 사망한 사실이 있다. 그 때문에 정상 혈압인 자녀들이 예방 차원에서 혈압약을 먹는 것을 보고 설득해서 끊도록 한 바가 있다. 또 다른 지인도 혈압이 높지도 않은데(139mmHg) 혈압약을 먹다가 필자의 고혈압 책을 읽고 약을 끊은 후에는 이전보다 몸도 가볍고 운동 능력이 되살아났다며 감사의 편지를 보내 왔다. 암은 혈압과는 차원이 크게 다르다. 죽음을 부르는 항암제가 기다리고 있기 때문이다.

암이 유전된다는 말은 전혀 사실이 아니다. 좀 더 이해되기 쉽게 설명하면 부모가 흡연과 스트레스에 의해 암이 되었다 하더라도 자녀의 경우 흡연을 하지 않고 스트레스도 없는 생활을 했다면 암이 될 일이 없다.(그 외의 다른 발암 환경이 없다면…) 암 발생 여부는 유전 때문이 아니고 생활을 어떻게 했느냐에 의해 결정된다. 그렇다면 멀쩡한 유방을 잘라낼 것이 아니고 암이 발생하게 된 원인인 산소결핍, 즉 스트레스를 받거나 흡연하거나 중금속이 축적되거나 포화지방을 많이 섭취하던 환경에서 벗어나야 한다.

"어머니와 외할머니가 유방암이라면 나도 유전적으로 유방암의 유전자를 타고날까?" 전혀 그렇지 않다. 유전과는 상관없이 암에 걸리는 생활을 했느냐의 여부에 따라 암에 걸릴 수도 있고 걸리지 않을 수도 있다.

반대로 어머니와 외할머니, 그리고 증조 외할머니가 유방암에 걸린 적이 없다고 나는 유방암에 걸리지 않을까? 이 역시도 아니다. 내가 흡연과 음주, 고지방식, 스트레스받는 생활에 운동도 하지 않으면 유방암 뿐만이 아니고 모든 암에 노출되는 것이다. 이는 너무나도 상식적이고도 단순한 논리다.

다만, 어머니나 외할머니의 생활 습성을 닮았을 가능성이 높을 수는 있다. 자신도 어머니의 생활 습성을 답습했을 가능성이 높기 때문이다. 그렇다면 그 생활 습성을 바꾸어야지 조상에게 그 책임을 떠넘겨서는 안 된다.

03
항산화 식품은 암세포를 정상화시킨다

항산화 물질에 의한 암세포의 정상화 기전에 대하여는 〈6장. 암을 예방하고 치료하는 자연요법〉에서 상세하게 언급한 바 있다. 그러나 암세포가 정상화 될 수 있다는 사실은 암을 보는 시각에 있어서 매우 중요한 관점이므로 다시 한 번 정리할 필요가 있다. 암에 대하여 언급한 많은 책에서 항산화성분을 통해 암을 억제시킨다는 사실을 증명하고 있다.

세포학이나 분자생물학 책과 암 전문서적에는 항산화성분(비타민 A, D, E, 베타카로틴, 카테킨, 안토시아닌, 베타글루칸 등)이 암세포를 예정된 죽음, 계획된 죽음apoptosis을 유도했다고 언급했다.

또 다른 세포학 책에서는 "녹차를 마시게 하면 혈관의 신생이 억제되었고" 또한 "내피세포와 암세포의 apoptosis를 유도하였다." 다만 "EGCG의 혈관 신생을 억제하는 기전은 아직 분명하지 않다."라고 기술했다.

세포학(Geoffery M, C)에서는 암세포가 억제된 것을 두고 '세포 고사, 예정 세포사'로 표현했고 "돌연변이 세포를 제거한다."고 표현했다. 분자암학(정OO, 김OO)에서는 '세포의 자멸사'라고 표현했다. 암 전이재발 방지법(OO생명과학회)에서는 '세포의 자살'이라고 표현하고 있다.

암세포의 apoptosis를 유도했다는 것은 암세포의 예정된 자살, 계획된 죽음이란 의미가 있는데 세포가 정상화 되어 본래의 수명으로 돌아와 자연사했다는 해석이 맞을 것이다.

혹 연구한 사람이 정말로 자살로 표현했다면 그것은 잘못 해석한 것이다. 암세포를 죽이는 데만 집착하다 보니 암세포가 없어지는 것을 모두 죽은 것으로 보았을 것이다. 아마도 그들은 암세포가 정상화된다는 사실은 생각조차 하지 못했을 것이다. 상식적으로 생각해 보아도 산소결핍과 면역저하 때문에 암세포가 되었다면 산소 공급을 통해 정상화되는 것이 맞을 것이다. 이치적으로 보아도 자신이 그토록 원하던 조건이 충족되었는데 자살할 이유가 있겠는가? 결과를 놓고 서로 다른 해석은 가능하겠지만, 그 해석이 이치적으로 맞아야 옳은 판단일 것이다.

혹자는 '암세포가 정상화 되었으면 왜 죽느냐, 더 살지' 하고 반문할 수도 있을 것이다. 그에 대한 답은 이러하다. 암세포는 대체로 본래의 정상 세포로서의 수명은 이미 다했을 가능성이 크다. 정상 세포로 돌아와 보니 이미 수명이 다한 것이다. 그래서 곧바로 죽는 것이고 이것이 자연의 섭리이며 이치다.

실제로 녹차와 같은 항산화 식품을 섭취할 경우 암이 치료되는 것을 볼 수 있는데 그 형태를 보면 암세포가 없어지고 정상 세포로 바뀐 것을 알 수 있다. 아래의 사진은 에모리대학 윈쉽 암센터에서 녹차 추출물을 3개월간 투여한 혈암 환자의 사진인데 암 조직이 크게 줄어든 것을 볼 수 있다. 세포의 배열도 정상적으로 회복 되었다.

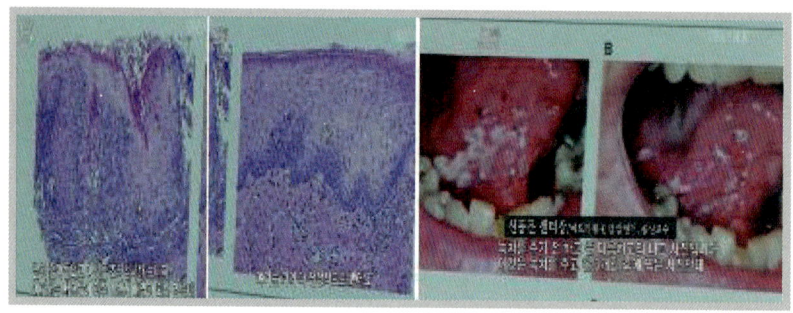

세포 배열의 정상화(에모리대학)   암세포의 정상화(에모리대학)

암세포가 정상화된다는 사실을 입증하는 실험이 또 있다. 오솔로대학의 앤드류 콜린스 교수가 건강한 남녀 14명을 세 그룹으로 나누어 각각 다른 양의 키위를 섭취하도록 했다. 이들에게 평소대로 식생활을 하도록 하고 키위만 추가로 섭취하게 한 것이다. 6주 후 혈장 내 항산화 물질 농도와 DNA산화 정도를 측정해 보았다. 키위 섭취 후 손상된 DNA가 복구되었으며 키위 섭취량이 많을수록 효과가 컸다.

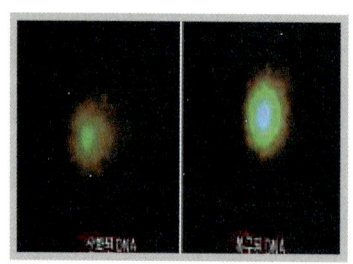

복구된 DNA(오솔로대)

또 미국 일리노이 대학에서 토마토와 전립선암에 대한 연구를 했다. 32명의 전립선암 환자를 대상으로 3주 동안 토마토를 매일 3큰 술 정도씩 섭취하도록 했다. 3주 후 암세포의 DNA 손상 정도를 관찰한 결과 실험 전보다 평균 40.5%가 감소했다. 또 전립선암세포의 DNA 손상은 거의 사라졌다. 암세포가 대부분 정상화된 것이다. 토마토의 리코펜은 강력한 항산화 물질로서 활성산소가 제거되고 결과 암세포에 충분한 산소가 공급되어 정상 세포로 바뀐 것이다.

국내에서도 암세포가 정상으로 돌아올 수 있다는 사실을 밝힌 연구가 있다. 성균관대 이병모 교수팀은 흡연자 13명에게 평소의 흡연량을 유지시키고 하루 세 번씩 4주간 홍삼 분말을 복용토록 했다. 혈액 검사를 했는데. 흡연자에게서 관찰되는 DNA 손상이 크게 줄어들었음을 밝힌 바 있다. 이병모 교수는 홍삼을 꾸준히 복용할 경우 DNA 손상을 억제할 뿐만 아니라 DNA 손상으로 발생할 수 있는 염색체 변이나 암을 예방할 수 있고, 손상된 DNA가 정상 수준으로 복구된다는 사실도 밝혔다.

녹차, 키위, 토마토, 인삼 외에도 오디, 블루베리, 복분자의 안토시아닌, 포도의 라스베라트롤, 매실의 구연산, 각종 비타민 성분, 마늘의 알리신, 버섯의 베타글루칸, 양파의 퀘르세틴과 같은 항산화 성분은 활성산소를 제거하여 혈액을 맑게 한다. 따라서 세포에 산소 전달이 용이해져서 암세포를 정상 세포로 복구시키는 효능이 있다. 그리고 암세포가 정상 세포로 바뀔 뿐만 아니라 나머지 정상 세포도 이전보다 훨씬 더 건강한 세포로 바뀐다.

　암세포가 정상 세포로 돌아올 수 있다는 사실을 아는 것은 암을 치료하는 방법을 선택하는데 있어서 매우 중요한 판단요소다. 암세포를 죽이기 위해 항암제나 방사선요법을 쓸 것인지, 살리기 위해 산소를 공급하는 방법을 쓸 것인지를 결정하는 판단 근거가 되기 때문이다.

　항암제를 사용하는 것과 산소결핍을 해소하는 방법을 사용하는 것의 차이는 배가 기선을 남쪽으로 돌리느냐 북쪽으로 돌리느냐와 같은 차이다. 그 결과는 생과 사를 극명하게 가르는 것이다.

　암을 치료하기 위해서는 암을 바로 알아야 한다. 현대 의학은 과연 암을 바르게 이해하고 있는가? 유감스럽게도 전혀 그렇지 않다는 것이 필자의 판단이다. 암이 무엇인지조차 바르게 정의를 하지 못하고 있다. 원인은 더더욱 모른다. 이것은 반복해서 언급하지만, 현대 의학의 메카인 미국 국립암센터의 자백이고 모든 암 전문의들의 주장이기도 하다.

　만일 암의 원인을 알았다면 암 발생률과 사망률이 그렇게 높지는 않았을 것이다. 그리고 암이 산소결핍 때문에 발생한다는 사실을 알면서도 산소결핍을 더욱 부채질하는 항암제나 방사선 및 동맥 색전술 같은 치료를 한다면 큰 비난을 면치 못할 것이다.

　암을 치료하기 위해서는 암의 원인은 물론이고 암과 관련된 현상들을 바로 해석할 필요가 있다. 그리고 그 해석은 논리에 맞고 일관성이 있어야 하며 실험과 사례를 통해 재현이 가능해야 한다.

현대 의학에서는 항산화 물질이 신생 혈관을 억제하여 암세포의 자살apoptosis을 유도했다고 말한다. 암이 과연 자살한 것인지 아니면 산소결핍이 해소되어 더 이상 신생 혈관을 만들 필요가 없기 때문인지는 정확하게 해석할 필요가 있다. 암 전문가들은 암세포가 없어진 것을 자살했다고 보는데 암세포가 없어진 것을 자살로 보느냐 정상 세포로의 복구로 보느냐의 차이는 단순한 차이가 아니다. 어떻게 보느냐에 따라서 암세포를 죽이는 방향으로 접근할 것인가 살리는 방향으로 접근할 것인가를 결정하는 판단 근거가 되기 때문이다.

암세포는 정상 세포로 바뀔 수 있다는 엄연한 사실을 밝힌 만큼 이 사실을 무시하거나 부정을 전제로 한 치료 방법으로 접근해서는 안 될 것이다. 그리고 암세포를 죽이는 방법은 정상 세포도 죽고, 암세포를 살리는 방법은 암세포는 물론 정상 세포도 더욱 건강해진다는 사실을 기억해야 할 것이다.

현대 의학은 암이 전이된다고 말한다.
전이설 때문에
그 무시무시한 항암제와 방사선요법을 쓴다.
전이되는 것이 사실이 아니라면
항암제나 방사선요법은
백해무익할 뿐이다.
전이설의 실체를 알아보자.

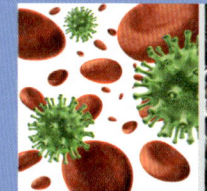 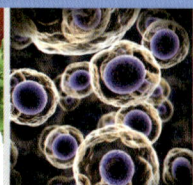 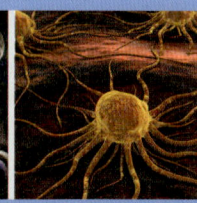

근거 없는 전이설로
암 환자가 죽는다

13장

01
암 전이 여부의 중요성

▌　　　　현대 의학은 암세포가 혈관을 타고 다니다가 다른 장기조직에 침윤부착하여 그곳에서 다시 암을 증식한다고 말한다. 즉, 암이 발생하면 그 크기가 아무리 작아도 전신으로 암이 퍼질 수 있다는 말이다.

지금까지 암은 전이된다는 것이 의학계의 이론이다. 암 환자들은 항암요법이 얼마나 고통스럽고 위험한지 알 것이며 아직 치료 직전인 환자들도 그 고통에 대하여 다양한 정보를 통해서 알고 있을 것이다. 그럼에도 불구하고 항암제를 맞는 이유는 바로 "암은 전이 된다."는 주장 때문이다.

전이된다는 논리 때문에 암세포 주변 조직을 암세포보다 몇 십 배의 크기를 잘라낸다. 일부 남아 있을 작은 암세포의 전이를 막기 위함이다. 그러나 그 의도와는 반대로 몇 년쯤 후에 본래의 암보다 더 큰 암이 유발되고, 심장병과 신장병 등 수없이 많은 부작용이 환자를 죽음으로 내몬다. 암의 전이 여부에 대한 실체적 진실은 암 환자가 사느냐 죽느냐를 결정하는 핵심요소이다. 만일 암이 전이설이 사실이 아니라면 암 치료의 방향은 근본적으로 바뀌어야 한다. 전이설이 사실이 아니라면 항암제를 쓰면 절대로 안 될 것이며 항암제가 아닌 세포를 살리는 방향으로 치료하게 될 것이다. 그러면 암 환자로서는 항암제의 공포에서 벗어남은 물론 본래 죽을 이유가 없었던 생명을 유지하는 근거가 될 것이다.

02

암 전이설은 사실이 아니다

■　　　　　필자는 암은 전이되지 않는다고 판단하며 그 논거가 있다. 그 논리를 펴기 전에 먼저 노벨물리학상을 받은 바 있는 리처드 파인만의 말을 소개하고자 한다. 그는 "당신이 얼마나 똑똑하고 누가 추측을 하였고 또 그의 이름이 무엇이냐는 전혀 중요치 않다. 만일 현실의 결과와 일치하지 않는다면 그것은 틀린 것이다. 그것이 전부이다."(그 실체적 진실이 중요하다.)라는 유명한 말을 남겼다. 이 내용을 좀 쉽게 풀어보면 아무리 명성이 있는 사람의 말이라도 그 내용이 이치에 맞지 않으면 도움이 되지 못하고 혹 그가 아무리 이름 없는 사람이라도 이치에 맞는 말이면 그것은 가치 있고 받아들이는 것이 현명하다는 의미다.

필자는 전이설의 실체에 대한 면밀한 검토를 위해 암 전문가들이 쓴

수많은 책을 보았다. 그 결과 암 전이설은 단순 주장일 뿐 실체가 없었다. 전이설을 주장하는 논리는 매우 비상식적이고 비논리적이다. 사실 암 전문가들은 암세포를 보고도 암인지 아닌지도 정확하게 판단하지 못한다고 한다. 암 전문의들도 암이 검진되면 3번 이상 다른 곳에서 검진을 받으라고 말하는 이유도 판정 기준이 불명확하다는 증거다.

암의 여부를 정확히 판단하지 못하면서 전이를 막겠다며 항암치료나 방사선요법을 쓴다는 것은 참으로 무책임하고 위험한 행위다. 만일 암을 보고 전이 여부를 판단할 수 없다면 논리라도 있어야 할 것이다. 그런데 암 전이설은 본질적으로 논리적 모순을 가지고 있다.

암 전이 여부는 결국 논리적으로 판단하고 그 논리성을 뒷받침하는 팩트를 가지고 판단할 수밖에 없다. 필자는 암 전이설이 틀렸다는 사실을 논리적으로 또 연관된 실험으로 분명하게 밝힐 수 있다. 이제부터 전이설이 실체가 없음을 논리적으로 밝혀 보도록 하겠다.

암 전이설을 최초로 주장한 사람은 홀스테드W.S Halsted인데 그는 "암세포가 먼저 림프관을 타고 들어가 림프절을 전이시키고 그다음 전신으로 퍼져 나간다."고 주장했는데 그 주장이 오늘날까지 정설로 받아들여졌다.

암 전문가들이 암의 전이설을 주장하는 근거는,

첫 번째, "발암점이 아닌 다른 곳에서 암이 발생한다."
두 번째, "암세포가 혈액을 타고 다닌다."는 것이다.

그렇다면 이 두 가지의 사실로 암이 전이된다는 논리가 성립될 수 있을까?

먼저, 발암점 이외의 다른 부위에서 암이 발생하는 것이 전이 때문만일까? 절대로 그렇지 않으며 그 근거는 단순하고도 명료하다. 만일 전이만이 다른 조직에 암을 유발한다면 처음 발생된 암이 발생한 이유를 설명할 수 없다. 그것은 전이가 아니고 분명 '발병'이다. 그 어느 부위가 되었든 산소결핍 현상이 나타나면 암은 발생할 수 있다는 사실을 앞서 검증했다.

그렇다면 일반적으로 왜 암 환자는 건강한 사람보다 다른 부위에서도 암이 더 많이 발생하는 것일까? 그 이유는 암 환자는 건강한 사람보다 발암점 이외의 조직에도 산소 공급이 원활하지 못하기 때문이다. 따라서 암세포 이외의 다른 조직도 암이 발생할 가능성이 높아진다.

다른 조직으로부터 암세포가 이동해 온 것과 관계없이 산소결핍 상태가 되면 제2의 암이 발생한다. 산소결핍 5~6단계 이상 또는 산소포화도 75%~95%의 조직에서는 어느 조직이든 암이 발생한다.

두 번째로, 암세포가 혈관을 타고 다닌다고 해서 암이 전이되느냐 하는 것이다. 암세포가 떠돌아다니다가 다른 장기조직에서 증식이 가능한가 말이다. 과연 그것이 가능한지 논리적으로 따져보자.

암 조직은 다른 조직과는 달리 단단하고 섬유조직과 지방, 어혈 등으로 뭉쳐있다. 따라서 메스 같은 도구로 분리하기 전에는 스스로 원래의 암 덩어리에서 분리된다는 것은 현실적으로 불가능하다.

백번 양보하여 어떤 불가사의한 일로 큰 암 덩어리가 발암점에서 분

리되었다고 해보자. 그렇다고 하더라도 또 하나의 조건이 전제되어야 한다. 일정 크기 이상의 암 덩어리가 통과할 수 있는 통로^{혈관}가 있어야 한다. 그 통로는 동맥이 될 것이다. 동맥은 그 크기로 보아 어느 정도 크기의 암 덩어리가 통과할 수 있을 것이다. 그러나 암은 일반적으로 동맥이나 정맥의 혈관 벽이 아닌 세포조직 내에서 발생한다. 그렇다면 최종적으로 모세혈관을 통과해야 하므로 그 크기가 모세혈관 굵기보다 작은 7미크론도 안 돼야 한다. 그러나 이 정도 크기의 암세포는 백혈구에 의해 사멸된다고 현대 의학이 스스로 밝혔다.

   결론적으로 전이설을 주장하는 이들의 두 가지 이유 모두 암의 전이설을 설명하지 못한다.

   전이설이 사실이 아니라는 보다 확실한 근거가 있다. 전이설이 사실이라면 모든 사람이 조기에 암으로 죽는다는 결론이 나온다. 하루에 발생하는 수천 개의 암세포로 인해 인체가 암으로 뒤덮인다는 결론이 나온다. 현대 의학이 밝혀낸 대로 하루 수천 개의 암세포가 혈관을 타고 다니다가 몸 구석구석에 암을 만들었을 것이다. 게다가 무한증식까지 한다면 모든 사람이 몇년 내에 암 환자가 된다는 논리가 나온다. 결국 모든 사람이 죽는 날까지 항암제를 맞아야 할 것이며 인류는 벌써 멸종했어야 한다. 인류가 암으로 멸종하지 않았다는 것이 전이설의 실체가 없음을 실체적으로 증명하는 것이다.

   필자의 주장을 뒷받침하는 실험결과가 있다. 가설의 검증에서 언급했던 바와 같이 미국의 해리 골드블랫트 박사는 생후 5일된 쥐의 심장

섬유 암세포들을 취하여 30일 동안 배양한 후 동물들에게 주사하였다. 이때 산소가 충분한 상태에서 배양된 세포들을 주사했을 경우에는 아무 이상도 없었다. 그러나 산소결핍 상태에서 배양하여 변형된 세포들을 동물들에게 주사했더니 100% 암이 발생했다고 밝힌 바 있다. 이 실험은 전이 여부를 알아보기 위한 실험은 아니다. 하지만 전이설이라는 관점에서 다시 해석해 보면 전이와 관계없이 산소결핍 상태에 놓인 세포는 암이 되고, 설령 암세포가 침윤해도 산소결핍 상태가 아니면 암은 증식되지 않는다는 의미다.

현장 의사들의 증언을 더 들어보자. 독일 암 전문의 저르치 이르마이 박사는 그의 저서 '암 치료에 효과 있는 110가지 방법'에서 다음과 같이 증언한다. "유방암 환자들이 암 치료 후 7년에서 20년 동안 혈관 속에 암세포가 떠돌아다니는 것이 발견됐지만, 암으로 발전한 경우는 한 건도 없었고 이에 대하여 여성들의 방어체계는 어느 일정한 양의 암세포에 대하여 암세포들을 꼼짝 못하게 통제하는 것으로 보인다고 추론하고 있다. 과학자들이 추측하는 바로는 혈액 속을 떠다니는 암세포들은 그 수명이 제한되어 있으며 몸 안에서 죽지 않고 살아남아서 평화적으로 공존한다."고 밝혔다.

저르치의 이러한 추측을 좀 더 현실적이고 논리적으로 해석해 보자. 이를 암의 본질에 비추어 해석하는 것은 그리 어렵지 않다. 그 논리는 단순하다. 정상인도 암세포가 하루 3,000개 정도는 발생한다고 밝혔다. 그런데 수명이 제한되어 있다는 것은 어떤 조건(산소 공급 조건)에서는 암세포가 줄어든다는 것이다. 또 면역력이 정상이라면 인체는 스스로 암세포를 사멸시켜 암으로 진행되지 않는다는 것을 의미한다.

그리고 "암세포의 수명이 제한되었을 것이라고 추측한다."고 했는데 그것은 당연하다. 면역력이 정상이라면 우리 몸의 백혈구가 작은 암세포를 모두 사멸시킨다. 이는 암세포가 무한증식하지 않는다는 또 하나의 판단 근거가 된다.

또 "암세포가 몸 안에서 죽지 않고 평화 공존을 한다."는 것은 암세포가 줄어들지도 않았지만 더 이상 증식도 하지 않고 일정 기간 그 상태가 계속된다는 의미이다.

결론적으로 산소결핍 상태가 되면 암은 발생하고 반대로 산소가 충분히 공급되면 암세포가 증식하지 않는다는 사실을 말하고 있다. 따라서 160년 전 홀스테드가 주장한 전이설은 논리도 맞지 않고 주장하는 논거도 없다.

거듭 강조하지만, 이 책을 읽는 암 환자라면 암세포의 전이 여부를 자신의 논리로 반드시 이해해야 한다. 혹 이해가 안 되면 전이된다고 말하는 의사들과 논쟁을 해서라도 이해해야 한다. 주상이 맞다면 누가 들어도 이해할 수 있을 것이다. 의사가 전이를 방지하기 위해 항암제를 맞으라고 권유하더라도 전이 여부에 대한 본질을 바르게 알지 못한 채 항암제를 받아서는 안 된다. 어느 주장이 옳은지 반드시 이해하고 나서 항암제 투여 여부를 결정해도 늦지 않다.

실체 없는 전이설 때문에 실질적 의미도 없고 부작용 많은 항암제로 귀한 생명을 잃어서는 안 된다.

03
전이 여부와 관계없이 항암제는 해악이다

▌   이상에서 분석한 바와 같이 암이 전이 되지 않는다면 항암제를 사용할 이유가 없어진다. 항암제를 쓰는 주요한 이유는 암이 전이된다는 사실 때문이다. 전이되지 않는데도 항암제를 쓴다면 실질적인 목적도 없이 심각한 부작용만 초래할 뿐이다.

전이설은 분명 실체가 없다. 그러나 설사 전이설이 사실이라고 해보자. 그렇다면 과연 항암제를 사용하는 것이 바람직할까? 그렇지 않다. 혹 전이설이 사실이라고 하더라도 항암제는 무용지물이다.

건강한 사람도 암세포가 매일 수천 개씩 발생한다. 그 암세포들이 전이한다면 전이를 막기 위해 건강한 사람도 항암제를 써서 매일 같이 발생하는 암세포를 지속적으로 죽여야 한다. 암세포를 죽인다 해도 또다시 암세포가 발생한다. 그러면 또 항암제로 암세포를 죽여야 한다.

누구나 예외 없이 매일 발생하는 암세포를 죽이기 위해서는 매일 항암제를 맞아야 한다는 결론이 나온다. 이 논리가 과연 타당한가?

  암은 전이되지도 않지만 설사 전이설이 사실이라고 하더라도 항암제를 사용하는 것은 실질적인 효과도 없다. 그뿐만 아니라 죽는 날까지 세포독성 물질인 항암제를 맞아야 하므로 그 결과는 죽음뿐이다.

암 환자를 위험에 빠뜨리는 또 하나의 이유

말기의 암이 아니라면 암에 걸려도 암 자체로 죽을 일은 거의 없다는 것이 필자의 판단이다. 이것은 필자가 암에 대한 많은 정보를 취합하여 논리적·원리적으로 판단한 것이다. 독자들도 암 환자는 암으로 죽는다는 고정관념이 어느 정도 깨어졌을 것이라 믿는다.

사람이 죽는 것은 암세포가 아니라 산소결핍 때문이다. 원래의 작은 암세포로 인한 산소결핍은 부분적인 통증이 있을 뿐 몸 전체에 죽을 만큼 산소결핍 상태는 아닐 가능성이 크다.

하지만 환자는 의사로부터 자신이 암이라는 말을 듣는 순간부터 불안감과 공포감으로 극심한 스트레스에 시달린다. 아무리 초연한 사람도 자신이 죽는다는 사실에 한시도 그 불안감을 떨치기가 어려울 것이다. 이것이 면역력을 떨어뜨려 암을 유발하는 요소 중 하나이다.

가장 큰 스트레스는 자신이 죽을 수도 있다는 두려움이다. 본래 면역력이 크게 떨어져 있는 데다 수술, 항암제, 방사선 등의 항암치료를 받으면서 면역력은 더욱 떨어진 상태다. 그에 더하여 죽을 수도 있다는 정신적 공포감으로 면역력은 더욱 바닥이 난다. 그래서 대개의 경우, 암이라는 사실을 알기 전에는 멀쩡하다가도 암이라는 사실을 알게 되는 순간부터 비실거리고 중환자가 된다.

미국에서 도둑이 경찰에 쫓기다가 냉동 열차의 냉동실로 숨었는데 몇 시간 후 죽었다고 한다. 당시 냉동실은 가동되지 않고 있었는데도 그는 얼어 죽는다는 두려움과 공포심에 사로잡혀 죽은 것이다.

또 미국의 한 연구기관에서 사형수의 눈을 가린 채 실제로는 피를 뽑지 않으면서 피를 뽑고 있다며 시간을 알려주자 몇 시간 안 되어 죽었다는 보고도 있다. 자신이 죽는다는 부정적인 생각에 사로잡혀 두려움과 공포감으로 많은 활성산소가 발생하여 산소결핍으로 사망한 것이다. 만일 우리가 암에 걸렸을 때 죽음에 대한 두려움과 공포감을 갖게 되면 우리 몸은 더욱 큰 위험에 빠진다.

05

암 조기 발견은 불행의 시작

전 세계 의학계가 한 가지 괄목할만한 발전을 이룬 분야가 있다. 암을 조기에 발견하는 기술이다. 몸속에서 하루에 몇 개의 암세포가 발생하는지를 알 수 있고, 암 발생 시점까지도 예측할 수 있다니 가히 놀랍다.

일반적으로 암은 크기가 1cm 이상 되어야 관찰된다. 이 정도를 1기의 암이라고 하는데 세포의 수로는 약 10억 개에 해당한다.

그동안 매스컴을 통해서 "암을 정기 검진하고 조기에 발견해야 생존율을 높일 수 있다."는 말을 들을 수 있었다. 많은 사람도 가능하면 암을 조기에 발견하려고 노력한다. 그런데 만일 0기 이하, 즉 수백만 개의 암세포를 가진 사람을 암 환자라며 항암 치료나 방사선 치료를 한다면 어떻게 될까?

암을 조기에 치료하면 환자에게 도움이 될 것 같지만, 현실은 그렇지 않다. 현대 의학의 암 치료방법 하에서는 말이다. 독자 중에는 "조기에 발견하는 것이 나쁘다니 이게 무슨 소리인가?" 하고 황당하다고 생각할 수도 있을 것이다. 하지만 현실적으로 암을 조기에 발견하고 항암치료를 받는다면 그 결과는 참혹하다. 암 발병률이 높아지고 있는 현실에서 이러한 사실을 바로 이해하는 것은 자신의 생명을 지키는 매우 중요한 정보이다.

현대 의학은 암을 본질적으로 치료할 수도 없을 뿐만 아니라 도리어 그 부작용으로 환자를 심각한 위험에 빠지게 한다. 그것은 의학계(미국, 일본) 자체 평가이기도 하다. 미국과 일본의 의학계에서 "현대 의학은 실패작이고, 항암제로는 단 한 명의 암도 치료하지 못하며 항암제는 증암제다"라는 사실을 고백한 만큼 이는 논란의 여지가 없다. 이 책에서도 그 이유를 명백하게 밝혔다.

필자는 공영방송에서 '0기의 암을 찾아라'라는 방송 제목을 보는 순간 섬뜩한 생각이 들었다. 0기의 암을 찾아 무엇을 하려고 하는가?

0기의 암은 수술이 불가능하다. 바로 항암제를 쓰기 위함이다. 0기의 암이나 말기의 암에 사용되는 항암제의 독성은 똑같이 정상 세포에 영향을 미친다. 암의 특성으로 보아 0기의 암이라면 대부분 그 자체로는 생명에 지장이 없다는 것이 필자의 견해다. 섭생만 올바로 한다면 얼마든지 자연 치유될 수 있다. 인체는 그렇게 창조되어 있다.

병원에서 포기한 말기의 암 환자마저도 산소 공급(산속 생활과 식이조절)과 면역증강(운동, 식이, 정신요법 등)을 통해 완치되는 예를 볼 수 있다. 만일 0기의 암 환자가 암의 본질을 알고 생활을 바르게 바꾼다면 암은 대부분 사멸되거나 정상화 될 수 있다.

현대 의학은 0.5mm 정도 크기인 0기의 암세포도 찾아낸다. 그래서 "조기에 치료하면 완치율이 높다."라고 하면서 "몇 세 이상은 몇 개월에 한 번씩 정기검진 받아라. 1년에 한 번 꼭 받아라."고 말한다. 필자는 이 말이 가장 두렵다. 그 이유를 독자들은 이미 알고 있을 것이다.

문제를 조기에 발견한다는 것은 매우 중요하다. 하지만 현대 의학으로 치료하는 한 그것은 불행의 시작이며 결과는 참혹하다. 만일 환자가 암의 원인을 알고 치료 방법을 아는 사람이라면, 또는 주치의가 암에 정통한 의사로서 바른 치료를 한다면 다행이지만 그런 행운을 기대하기 어려운 것이 현실이다.

필자의 인척이 뇌종양 수술을 받았다. 그 후 몇 달간 방사선 치료를 받고 암이 없어졌는데 이내 수술조차 할 수 없는 심각한 암이 재발했다. 그는 다시 새로운 항암치료를 받고 있었다. 필자는 그에게 항암치료를 받지 말 것을 권했지만, 그는 필자의 권고를 거절했다. 의사가 "당신은 지금으로써는 항암제만이 살길이다."라고 말했다는 것이다.

필자가 그의 주치의를 만났다. 그 환자와 함께 ○○대 ○○병원을 방문했다. 필자가 의사에게 "암은 원인이 있기 때문에 원인치료를 해야 하지 않느냐?"고 물었다. 의사는 주저 없이 "암은 원인을 알 수 없다."

고 말했다. 필자가 "암은 분명한 원인이 있다."고 말하자 "그러면 나(의사)보다 많이 알고 있는 사람이다."라고 말했다. 그러나 담당 의사는 암의 원인이 무엇인지 필자에게 묻지는 않았다.

의사는 환자의 뇌 사진을 보여주면서 "항암제 덕분에 이 정도로 줄어들었지 안 그랬으면 이 환자는 이렇게 앉아 있지도 못했을 것이다."라고 말했다. 필자가 "암이 줄어든 것은 다행이지만 줄어들었다 해도 원래 암이 발생한 원인을 그대로 두었다면 재발할 것이 아니냐?"고 말하자 의사는 "사람마다 원인이 다르다. 이 환자의 경우 암이 된 원인은 아무도 모른다."며 화를 냈다. 그리고는 바쁘니 다른 의사와 상의하라면서 나가달라고 했다.

다음 의사를 만났다. 필자가 '암의 원인이 산소결핍'이라고 말해주자 의사는 "산소도 하나의 요인이지만 그 외에도 원인은 수없이 많다."고 말했다. 그러면서 "누구나 똑같이 산소를 마시고 있는데 방법이 없지 않느냐?"고 반문했다. 필자가 "외부로부터 공급받는 산소는 크게 다르지 않지만 공급받은 산소를 잘 전달하는 인체로 만들어 줘야한다."고 말하자 "그럼 그렇게 하라."고 말하면서 바쁘니 나가달라고 말했다. 필자는 답답한 마음으로 병원을 나왔다.

독자 중에는 암을 조기에 발견하고 치료를 하면 오히려 큰 해가 된다는 주장에 말도 안 된다고 생각했을 것이다. 하지만 현실적으로 조기에 발견하면 대부분 수술보다 항암제를 받기 때문이다. 조기의 암은 수 년에서 수십 년은 돼야 진정으로 문제가 되는 암이 될 수 있다. 또 스스로 없어지기도 한다. 설령 암세포를 없앤다 해도 이 환자의 몸에 1센티 정도 크기의 암세포가 없어진 이상의 큰 의미가 없다. 중요한 것은 몸 전체적으로 산소결핍 상태가 어느 정도냐 하는 것이다.

생명에는 거의 지장이 없을 만한 사람들이 암을 조기에 발견하여 수렁으로 빠져드는 사례를 수없이 보았다. 1기의 (유방)암에서 유방을 다 제거한 뒤 항암 치료를 받고 방사선 치료도 받았는데 다시 임파선으로, 간으로 전이(재발)되어 치료 이전보다 심해졌고 항암제를 또 받을 생각을 하니 너무나 두렵다고 토로하는 환자들을 종종 본다. 반대로 항암치료를 받지 않고 생활을 바꾸어 오히려 더 건강하게 사는 사람들도 적지 않다.

암에 대한 바른 이해를 바탕으로 섭생을 바꾸면 1기 이상의 암도 충분히 소멸시킬 수 있다. 심지어는 말기 암으로 치료를 포기한 사람 중에도 생활 방식을 바꾸어 치료된 사례가 적지 않다. 말기의 암도 산소 공급과 면역력 개선으로 치유가 가능한데 0기나 1기 정도의 암은 그에 비할 바가 아니다.

조금 더 부연하여 설명하면, 만일 몸속에 몇 백만 개의 암세포가 있다고 해서 방사선을 투과시키고, 항암제를 투여하고, 진통제나 소염제 등을 마구 투여한다면 앞서 언급한 것처럼 머지않아 0기가 아닌 1기, 2기의 암으로 발전될 가능성이 농후한 것이다. 항암제 받으면 대개 2년 이내에 50~70%가 재발한다. 다시 말해서 항암제를 사용하면 암의 병기에 상관없이 지속적으로 암이 재발한다는 것을 의미한다. 그리고 재발되는 암은 처음 발병했던 암과는 비교할 수 없을 정도로 치명적인 암이 되는 것이다.

　문제를 발견한다는 의미는 해결 방법을 제대로 알고 있을 때 진정한 의미가 있다. 만일 그 해결 방법을 바로 알지 못하고 거꾸로 치료한다면 차리리 모르는 게 낫다. 이런 경우를 두고 '아는 게 병'이라고 하는 것이다.
　암을 조기 발견하는 것은 당연히 필요한 일이지만 암의 원인을 모르는 상태에서는 오히려 생명을 잃게 되는 무시무시한 흉기가 되는 것이다. 그 책임은 의사와 환자 모두에게 있지만, 책임을 질 사람은 오직 환자 뿐이며 그렇게 되는 원인조차 규명하지 못하고 억울하게 생명을 잃게 된다는 사실을 알아야 한다.

산소가 결핍되면 고통스럽기 때문에
세포는 뇌에 산소결핍 상태를 알려주는
신호를 보낸다.
암의 예고 증세를 안다면
예방 조치를 취할 수 있다.

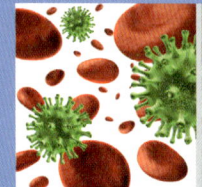 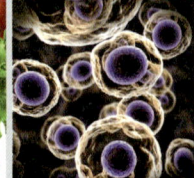 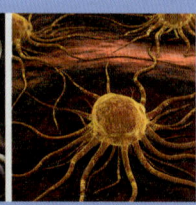

암의 예고 증세를 아는 방법

14장

01
산소결핍 상태를 아는 방법

인체는 산소가 부족하면 신호를 보낸다. 숨이 찬 증세, 피로, 통증, 어지럼증, 답답함, 메스꺼움, 시림, 저림 등이 그것이다. 이러한 신호를 통해 자신의 산소결핍 상태를 인지한다면, 암에 노출된 정도를 개략적으로 진단할 수 있다. 암이거나, 혹 아직 암은 아닐 수 있지만 산소결핍 상태를 인지할 수 있는 증상들을 살펴보자.

• 머리가 아프다

뇌세포는 우리 몸이 흡수한 산소량의 30%를 소모할 만큼 많은 산소를 필요로 한다. 뇌세포는 산소결핍에 가장 민감하다. 뇌세포는 산소가 부족하면 곧바로 고통을 호소한다. 이것이 곧 두통이다.

뇌종양 진단을 받은 환자들은 머리가 지속적으로 아프다고 말한다.

만일 두통이 계속된다면 뇌세포에 산소가 부족한 상태이므로 진단을 받아볼 필요가 있다. 혹 종양이 아니라는 진단이 나오더라도, 두통에 대한 조치를 취해야 암이나 치매, 뇌경색을 막을 수 있다.

• 어지럽다

어지럼증 역시 뇌세포에 산소 공급이 안 돼 발생하는 위험신호다. 빈혈로 어지러운 경우 역시 혈류량 부족으로 산소 공급이 안 되기 때문이다.

• 졸리고 하품을 자주 한다

하품은 산소 공급을 위한 자율반응이다. 시도 때도 없이 졸거나 하품을 많이 하는 사람은 뇌세포에 산소 공급이 부족한 상태다. 하품은 산소를 더 공급하기 위함이고 졸음은 뇌세포가 대사가 안 되기 때문에 발생하는 현상이다.

• 집중력이 떨어진다

뇌는 산소가 충분히 공급되어야 집중력을 발휘할 수 있다. 일시적인 집중력 하락은 신경을 많이 쓰는 등 뇌세포가 지나치게 산소를 많이 사용한 경우에 나타나기도 한다. 만일 집중력이 떨어진 상태가 장기화된다면 이는 인체가 만성적인 산소결핍 상태에 놓여 있음을 의미한다. 방치하면 종국에는 암에 걸릴 수 있다.

• 기억력이 떨어진다

　기억력이 떨어진다는 것은 뇌의 기능이 저하되었다는 것을 의미한다. 그것은 산소결핍으로 인해 뇌세포가 에너지 대사를 못하기 때문이다. 치매나 뇌경색을 비롯한 암 유발 가능성을 대비해야 한다.

• 특정 부위에 만성적 통증이 있다

　통증은 산소결핍의 대표적 증상이다. 통증과 암에 대하여는 앞서 심도 있는 분석을 했다. 통증이 있다는 것은 산소 공급이 안 되는 정도가 심하다는 위험 신호다. 일정비율 이상의 산소부족 상태가 장기화되면 암을 유발한다. 따라서 특정 부위의 통증이 심하고 그 기간이 몇 개월, 몇 년 이상 지속된다면 암 가능성을 고려해 보아야 한다. 위가 아프면 위암을, 머리가 아프면 뇌종양을, 근육이 아프면 근육암을, 어깨 부분이 지속적으로 아프면 그 부분이 암이 될 가능성이 높다.

　통증은 산소결핍 4~5단계 이상에서 발생한다. 0기의 암으로 가는 과정이다. 그러나 산소결핍 5~6단계(초기 암) 이상에서도 통증을 느끼지 못하는 신장암이나 대장암, 간암 등도 있으므로 통증이 미미하거나 느끼지 못한다고 해서 전혀 안심해도 된다는 뜻은 아니다. 일단 통증이 있을 경우 반드시 산소 공급이 안 된다는 것이며 이 경우 산소결핍의 원인을 찾아 제거해야 한다.

- **신체의 특정 부위(손, 발, 다리, 허벅지, 복부, 허리 등)가 차고 저리고 시리다**

 시리거나 차다는 것은 순환이 안 된다는 신호다. 순환이 안 되므로 산소 공급도 부족하다. 장기적인 산소결핍은 결국 암으로 진행할 가능성이 높다.

- **몸이 무겁고 무력증이 있다**

 흔히 말하는 만성피로 증후군을 말한다. 이는 몸 전체의 산소부족으로 인한 전형적인 증상이다. 대체로 산소결핍 4~5단계 이상에서 나타나는 현상인데, 특정 부위에서는 산소결핍 5~6단계 또는 그 이상의 단계에 와 있을 수도 있다. 즉 부분적으로 암이 진행될 수 있는 단계이다. 만성피로는 진단받아보면 대부분 정상으로 나온다. 하지만 그 상태가 장기화되면 예외 없이 암이 된다는 사실을 알고 경각심을 가져야 한다.

 40견, 50견 환자들은 아픈 부위의 팔을 제대로 쓰지 못한다. 통증을 일으키는 주변 조직 세포에 산소 공급이 안 되어 에너지 대사를 못하기 때문이다. 병원에서는 진통제 처방을 주로 한다. 하지만 진통제 처방은 산소결핍 해소에 전혀 도움을 주지 못한다.

• 원기 회복이 안 된다

일상에서 과로하거나 무리한 운동을 하면 피로물질인 젖산이 생산되어 피로를 느끼게 된다. 혈액이 탁해지고 혈중산소포화도가 떨어지기 때문이다.

건강한 사람은 하루나 이틀 정도 쉬면 피로물질이 배출되어 피로가 해소된다. 그런데 만일 원기 회복이 잘 안된다면 몸속에서 피로물질을 빨리 배출시키지 못하고 있다는 것이다. 이러한 상황이 지속적으로 발생하면 만성피로로 이어질 가능성이 있고 산소부족으로 암에 걸릴 수 있다.

• 단단한 것이 만져진다

아랫배나 유방조직을 만졌을 때 단단한 것이 만져진다면 암을 의심해 보아야 한다. 조직이 단단하면 혈류가 나빠 산소가 제대로 공급될 수 없다.

• 출혈이 있다

잇몸 출혈, 코피 등과 같이 외부충격이 없는데도 출혈이 있다면 세포

조직들의 괴사가 일어났거나 파괴되었기 때문이다. 이는 산소 공급이 매우 심하게 차단된 경우다. 세포는 산소가 결핍되면 암이 되고, 산소가 완전히 차단되면 괴사한다.

만일 그러한 부위가 코점막, 잇몸, 혀, 항문 등의 표피에서 일어나는 경우라면 큰 문제가 없지만, 장기 조직 내부에서 발생한다면 얘기가 달라진다. 괴사한 세포가 내피 조직에 그대로 남아 있기 때문이다. 그것은 곧 혈관을 막아 산소 공급을 방해하고 장기적으로는 암을 유발할 수 있다.

특히 하혈, 혈변, 토혈의 경우 암 여부를 특별히 의심해 보아야 한다. 하혈의 경우는 자궁암, 혈뇨의 경우 방광암, 토혈의 경우 위암, 혈변의 경우 대장암 또는 직장암, 혈담의 경우 폐암을 의심해 보아야 한다.

- 근육이 뭉친다

다리 경련 등 근육이 뭉치는 것은 산소결핍 때문이다. 특별한 이유 없이 자주 뭉친다면 산소결핍이 심하다는 것이다.

02
면역력 저하 상태를 아는 방법

■ 자신의 면역력은 병원에 가서 검사해 보면 정확하게 알 수 있다. 하지만 이런저런 이유로 병원에 가는 것을 부담스럽게 생각하는 사람도 있고, 또 특별히 아픈 곳도 없는데 병원에 가는 것이 쉽지 않다. 따라서 평소에 면역력이 떨어져 나타나는 증상들을 스스로 체크하여 병이 생기기 전에 적절한 조치를 취해야 한다.

• **상처가 잘 아물지 않는다**

상처가 나면 즉시 세균이 번식한다. 이때 상처가 아무는 것은 바로 면역력이 세균을 섬멸하기 때문이다. 그런데 만일 이전보다 상처가 잘 아물지 않는다면 면역력이 떨어진 탓이다.

- 입술이나 입안이 부르튼다

간혹 과로하거나 무리를 할 경우 입술이 부르트거나 입안에 이유 없이 상처가 나는 경우가 있다. 이는 면역력이 떨어져 외부로부터 침입하는 세균을 제압하지 못해서 나타나는 증상이다. 이러한 증세가 자주 나타난다면 면역력이 떨어진 상태다.

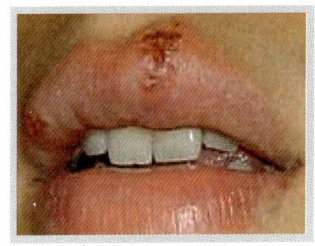

면역저하 증상

- 아토피 등 피부가 발진한다

아토피 피부염은 중금속을 비롯한 유해물이 근본 원인이다. 이로 인해 면역력이 떨어진다. 따라서 자신의 몸에 아토피가 발생하거나, 피부가 가렵거나, 발진이 있다면 면역력이 떨어진 것으로 보아야 한다. 이러한 상태가 지속된다면 장기적으로는 암이 발생할 수 있는 가능성이 있다.

- 감기에 잘 걸리고 낫지 않는다

면역력이 떨어지면 감기에 잘 걸린다. 만일 감기가 수개월 간 지속된다면 암으로의 진행을 의심해 보아야 한다.

- 비염 등 알레르기 질환이 있다

　염증이란 세균과 백혈구 등의 죽은 세포가 쌓여 곪아있는 상태다. 즉, 면역력이 약해 일거에 세균을 제압하지 못한 결과다.

- 대상포진에 자주 노출된다

　대상포진이란 어렸을 때 수두를 앓고 난 뒤 균이 잠복해 있다가 면역력이 약해지면 활동을 하여 발병된다. 나이가 들면서 면역력이 약해지기 때문에 발생한다. 따라서 면역력이 떨어진 근본원인을 제거해야 한다.

03
암을 극복하는 생활 방법

암이 발생하는 이유는 산소결핍 때문이다. 일단 암에 걸린 사람은 무엇보다 산소를 많이 공급하고 잘 전달하고 흡수해야 한다. 그래야 면역력이 강해진다.

앞서 산소결핍에 영향을 주는 많은 요소를 언급했는데 모두 실천하기는 쉬운 일이 아닐 것이다. 그리고 모든 것을 실천해야 하는 것은 아니다. 각자의 주어진 환경에서 가능한 것을 실천하면 암을 충분히 극복할 수 있다.

※ 하지 말아야 할 것

- 그 누구의 말도 맹신하지 말 것
  (특히 해당 질병과 이해관계인 또는 특정제품을 홍보하기 위한 정보)
- 흡연자는 금연할 것

- 음주를 삼갈 것
- 부정적인 생각을 하지 말 것
- '암에 걸리면 죽는다'는 말을 하는 사람들은 만나지 말 것
- 자신이 원하지 않는 일은 억지로 하지 말 것
- 낮에 눕지 말 것(특히 식후에 잠자는 것을 피한다)
- 과로하지 말 것
- 과식하지 말 것(소식할 것)
- 장시간 실내 생활을 피할 것
- 육식을 줄일 것
- 늦은 시간에 잠을 자지 말 것
- 자외선에 장시간 노출하지 말 것
- 가스레인지 사용을 줄일 것(인덕션 등 전기를 이용해 가열하는 제품으로 대체할 수 있다)
- 발효 음식 외에는 즉시 요리해서 먹을 것

※ **해야 할 것**
- 긍정적인 사고를 할 것
- 암을 이긴 사람들을 많이 만날 것
- 암을 치료할 수 있다는 믿음과 자신감을 가질 것
- 강도 낮은 운동을 자주 할 것
- 실내 환기를 자주 할 것
- 실내에서의 생활을 최소화할 것

- 반신욕 등으로 체온을 높여줄 것
- 잠을 잘 때 몸(특히 복부)을 따뜻하게 하고 잘 것
- 실내 산소를 높이는 조치를 취할 것(산소발생기)
- 등산을 자주 할 것(주 3회 이상 2시간 내외)
- 과일, 채소 등 항산화 식품 섭취할 것
- 필수지방산(들기름, 꽁치, 고등어 등) 식품을 충분히 섭취할 것
- 물을 많이(2리터 이상) 섭취할 것
- 된장, 김치를 매일 섭취할 것
- ORP(산화환원전위치)가 낮은 식품을 섭취할 것
- 열량이 낮고 영양가 높은 음식을 섭취할 것
- 몸을 따뜻하게 할 것(특히 암 부위를 자주 온열 찜질해 줄 것)
- 몸을 자주 움직일 것
- 즐겁게 할 수 있는 일을 할 것
- 남은 음식은 버릴 것

위에 언급한 내용을 포함하여 그 외의 상세한 암 극복 실천 방법은 필자의 '암 걸을 힘만 있으면 극복할 수 있다' 책을 참고하기 바란다.

윤태호 저자의 또 다른 책

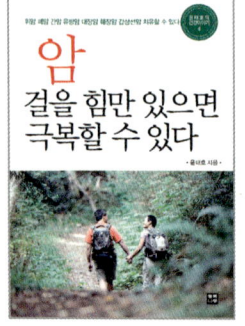

전 세계에서 암으로 사망하는 사람은 1년에 약 700만 명에 달한다. 그로 인해 암이 가장 무서운 병으로 인식되어 있다. 그러나 암 환자가 죽는 실제 이유는 암 때문이 아니다. 암에 대한 두려움과 극약 처방으로 인해 사망하는 것이다.

암에 대한 편견을 버리면 누구나 스스로 극복할 수 있다. 4기 혹은 말기와 같은 위중한 암을 극복한 사례는 수를 헤아릴 수 없을 정도로 많다. 저자는 몸에서 암이 없어졌거나 그대로 있더라도 생존하는 사람은 이유가 있으며, 그 이유를 알면 암을 정상 세포로 돌릴 수 있다고 설명한다.

다만 항암제와 같은 극약 처방을 피하고 정상 세포를 건강하게 바꾸는 방향으로 치유하면 암을 극복할 수 있다고 말한다. 특히, 암을 치유하는 식약재 선택법, 호전반응 판단법 등 환자나 가족 스스로 암 자연치유 방법을 선택하고 실천할 수 있는 방법을 제시했다. '암 산소에 답이 있다' 책과 함께 읽어야 할 암 환자 필독서다.

윤태호 저자의 또 다른 책

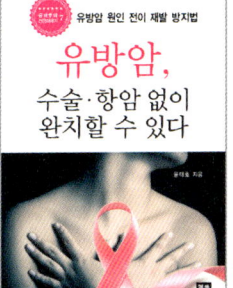

유방암은 본질에서 위험한 병이 아니다. 이유는 소화에 영향을 주는 장기가 아닐 뿐만 아니라 뇌 산소 공급에 영향을 주는 장기도 아니기 때문이다. 그럼에도 불구하고 많은 유방암 환자가 사망한다. 그 이유는 항암제를 사용하기 때문이다.

의사들은 유방암을 전이하는 것으로 오해하여 수술 후 곧바로 항암제를 처방한다. 항암제를 받으면 많은 경우 2~3년 내에 간, 골수, 폐 등에서 암이 발병한다. 그뿐 아니라 여성호르몬차단제를 처방한다. 여성호르몬 차단제를 복용하면 모든 장기에서 암 발병 가능성이 높아질 뿐만 아니라 노화가 급속도로 진행된다.

유방암 환자는 갑상선암 환자보다 100배 이상 사망한다. 갑상선암 환자에게는 항암제를 사용하지 않지만, 유방암 환자에게는 항암제를 사용하기 때문이다.

유방암 진단 후 최초의 선택이 운명을 좌우한다. 일단 수술 받고나면 항암제를 거부하기 어렵고 결국 빠져나오지 못할 깊은 수렁으로 빠져드는 것이다.

이 책에서 밝힌 유방암의 발병 원인을 바르게 알고 치유법을 적용하면 수술이나 항암제를 사용하지 않고 유방암을 극복할 수 있다. 유방암 진단을 받고 수술이나 항암제 처방을 앞두고 있거나 이미 항암제를 몇 차례 받은 환자에게도 이 책을 적극 추천한다.

윤태호 저자의 또 다른 책

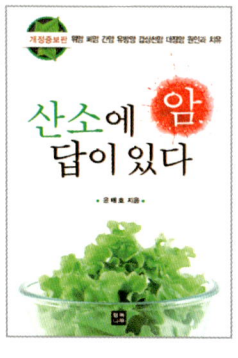

이 책은 암이 발병하는 근본 원인을 논리와 실험과 사례로 규명하고 암이 재발하지 않는 근본적 자연치유법을 제시한다. 일상생활에서 암을 유발하는 요인과 예방하는 방법을 분석하고 제시했다. 이를 통해 환자 스스로 암 발병 원인을 찾아 제거하고 자신의 기호와 형편에 따라 자연 치유하는 방법을 선택하여 실천할 수 있도록 하였다.

특히 수술과 항암제 처방의 근거인 암 전이설, 무한증식설, 유전설의 실체가 없음을 밝혔다. 암에 대한 막연한 두려움과 극약처방을 피할 수 있는 지식을 담고 있다.

이 책은 전체적으로 하나의 논리로 구성되어 있다. 부분적으로 보면 기존 학설과 충돌하여 많은 의문이 들 것이다. 그러나 이 책에는 그러한 모든 의문에 대한 답이 들어 있다.

암을 제거하던 기존 방향에서 암세포를 살리는 방향으로 치료해야 암을 정복할 수 있다는 새로운 암 치료의 모델을 제시하였다. 또 암의 본질을 이해하여 스스로 암 발병 원인을 진단하고 자가 치유할 수 있는 방법을 안내한다. 암 환자라면 '암 걸을 힘만 있으면 극복할 수 있다' 책과 함께 읽어야 할 필독서다.

윤태호 저자의 또 다른 책

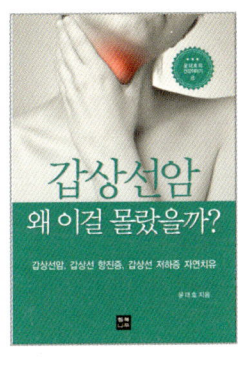

　우리나라에서 매년 발생하는 43,000여 명의 갑상선암 환자 중 90% 이상은 무증상이다. 그럼에도 불구하고 전체 환자의 97%가 수술을 받는다. 그러나 단지 암이라는 이유로 수술 받아야 한다는 의사의 권고를 따르면 반드시 후회한다. 갑상선암은 수술 받든 수술을 거부하든 생존율은 달라지지 않는다.

　수술받을 하등의 이유가 없다. 단지 암이라는 이유만으로 수술받아야 한다는 고정관념을 깨면 갑상선암 확진을 받더라도 수술 받지 않고 건강하게 살 수 있다. 수많은 사례가 있다.

　갑상선암은 분명한 원인이 있다. 원인을 바로 규명하고 원인에 대한 처방이 이루어져야 한다. 이 책에서는 갑상선암의 원인을 명백하게 규명하였고 그에 따른 해법을 제시하고 있다. 이 책에서 분석한 갑상선암의 원인 중 자신에게 해당하는 원인을 찾아 제거하면 수술 받지 않고도 건강하게 자기 수명을 다할 수 있다. 그리고 갑상선을 제거한 후 다른 장기에서 암이 재발하는 것을 막을 수 있는 방법은 물론 갑상선암 예방법도 구체적으로 제시했다. 이 책을 통해 갑상선암의 본질을 이해하여 자신의 소중한 갑상선을 지키기를 바란다.

윤태호 저자의 또 다른 책

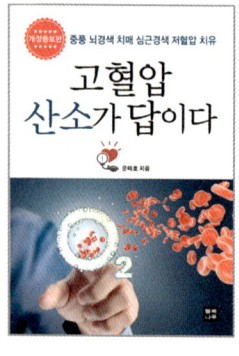

고혈압은 자칫 뇌혈관이 터져 위험에 이를 수 있는 무서운 병이다. 따라서 반드시 치료해야 하는 질병이다. 혈압은 세포에 혈액을 공급하기 위해 심장이 힘을 가할 때 혈관에 미치는 압력이다. 정상혈압만으로는 충분한 산소를 공급할 수 없을 때 부족한 산소를 더 공급하려고 나타나는 현상이 고혈압이다. 현대 의학의 고혈압 치료법은 심장의 힘을 약화하거나 물을 강제로 배출시키는 방법이다. 따라서 혈압약을 복용하면 운동 능력 저하, 빈혈, 발기부전, 심장병, 암 등의 심각한 부작용을 동반한다. 고혈압에 대한 본질적 이해가 부족한 의사 중에는 혈압약 부작용 논란에 편승하여 '고혈압은 병이 아니다, 방치하라'고 주장하는데 그것은 매우 위험한 처방이다. 고혈압은 산소 부족을 알리는 위험 신호이므로 반드시 치유해야 한다.

이 책은 고혈압의 원인과 치유의 원리를 사상 최초로 밝힌 책이며 저혈압, 심근경색, 뇌경색, 치매는 물론 혈압과 관련된 모든 질병의 본질을 다루었다. 또 이제껏 혈압과 관련하여 의학계가 오해하는 내용 전반을 본질적으로 다루었다. 책에서 제시하는 방법을 이해하면 누구라도 약 없이 고혈압에서 자유로워질 수 있다.

윤태호 저자의 또 다른 책

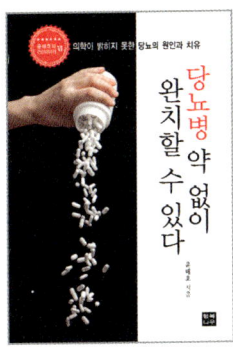

이 책은 당뇨의 근본 원인과 치유법을 의학사상 최초로 규명한 책이다. 2형, 1.5형, 1형 당뇨 등 유형별 원인과 근본적인 치유법을 구체적으로 제시하였다.

우리나라 당뇨 확진자 중 85%에 달하는 425만 명은 당뇨병이 아니라는 사실을 생리학적으로 밝혔다. 그들은 췌장이 정상이다. 단지 혈당을 제대로 소비하지 않아 일시적으로 혈당이 높거나 인슐린을 제대로 활용하지 못할 뿐이다. 따라서 약을 처방할 것이 아니고 생활습관을 바꾸어서 혈당을 낮추고 인슐린을 제대로 활용할 수 있도록 해야 한다.

2형 당뇨에 당뇨약을 처방하면 소화 장기의 기능이 떨어져 소화불량, 식욕부진, 메스꺼움, 위장 장애, 복부 팽만감, 저혈당, 심부전, 간부전 등의 부작용을 초래한다.

1형 혹은 1.5형 당뇨는 췌장 기능이 떨어졌거나 파괴된 것이므로 그에 대한 근본 원인치유를 통해 회복이 가능하다.

이제껏 전 세계 의학계가 내놓은 그 어떤 당뇨 치료법과는 비교를 허락하지 않는 책으로 당뇨 환자는 물론 당뇨 학회, 한의학계 및 대체의학계, 통합의학계에도 적극적으로 추천한다.

윤태호 저자의 또 다른 책

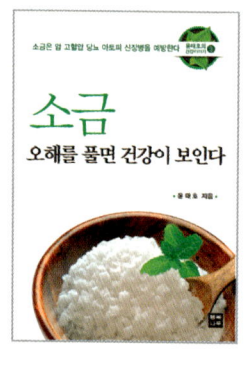

현대 의학은 소금이 고혈압을 비롯한 각종 질병을 일으킨다고 주장한다. 하지만 그것은 일방적인 주장으로 의학적 근거가 전혀 없다. 대부분 기전이 없고 왜곡된 실험을 비판 없이 인용하고 있다. 소금은 고혈압을 비롯한 각종 성인병 예방에 필요할 뿐만 아니라 산소와 물 못지않게 매우 중요한 식품이다. 또한, 강력한 살균력과 중금속 흡착력 및 지방분해 능력으로 암·당뇨병·심장병·아토피 등 성인병 예방에 필요하다. 소금은 물 섭취량과 보유량을 좌우하므로 '생명의 근원의 근원'이라 할 수 있을 만큼 중요하다. 전 세계 장수국가에서는 상대적으로 많은 양의 소금을 섭취한다. 김치와 된장이 전 세계 장수식품 혹은 항암 식품으로 인정받은 것도 바로 소금의 효과다.

  이 책은 소금의 인체 역할, 소금 속 미네랄의 오해, 소금의 질병 예방 효과, 소금의 사용 방법, 그리고 양질의 소금을 선택하는 방법까지 그동안 학계가 다루기를 주저하던 부분까지 과학정보의 요건에 근거하여 세세하게 다루었다. 그동안 이유를 알지 못한 채 저염식으로 건강을 잃은 사람들에게 신선한 충격과 함께 새로운 희소식이 될 것이다. 특히 소금에 대한 오해와 편견을 갖고 있으면 고혈압·암·당뇨를 치료하기 매우 어렵다. 성인병이 있는 사람이나 식단을 책임지고 있는 사람의 필독서다.

윤태호 저자의 또 다른 책

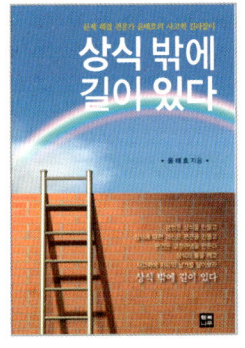

상식은 겉으로 나타난 현상에 대한 일반적 판단을 하는 척도라 할 수 있다. 상식이 풍부하면 냉장고에 음식을 만들 재료가 다양하게 있는 것과 같다. 하지만 냉장고에 아무리 좋은 식재료가 있어도 활용방법을 모르면 좋은 음식을 만들 수 없다.

마찬가지로 자신의 두뇌에 들어있는 정보를 필요할 때 활용하려면 고정관념을 깨뜨려야 한다. 고정관념은 반복적인 경험으로 인해 발생한다. 고정관념을 깨려면 자신이 과거 경험한 일반적인 현상 이외의 예외적이고도 다양한 경험을 해야 한다.

이 책은 이론을 다룬 책이 아니다. 하나의 상황 현상에 대하여 일반적이지 않은 예외적인 상황을 경험하게 하여 고정관념을 깨고 사고의 유연성을 발휘할 수 있도록 구성되어 있다. 어떠한 문제를 만났을 때 고정관념을 벗고 때로는 용이하게 때로는 독창적으로 문제를 해결할 수 있는 방법을 알려주는 책이다.

암, 산소에 답이 있다

저자_ 윤태호

초판   1쇄 인쇄_ 2012년 10월29일
개정 증보판 1쇄 인쇄_ 2013년 03월15일
**   2쇄 인쇄_** 2014년 01월15일
**   3쇄 인쇄_** 2014년 11월03일
**   4쇄 인쇄_** 2016년 07월20일
**   5쇄 인쇄_** 2018년 06월20일
**   6쇄 인쇄_** 2020년 01월20일
**   7쇄 인쇄_** 2022년 09월20일

발행처_ 도서출판 행복나무
등록번호_ 제2010-000026호
등록일자_ 2010. 12. 29.

주소_ 경기도 용인시 기흥구 사은로 126번길 33
전화_ 070-4231-6847
팩스_ 031-285-6847
이메일_ happytree_ok@naver.com

Copyright © 2013 by Yun Taeho All Rights Reserved.
이 책은 저작권법에 따라 보호받는 저작물이므로 무단 전재와 무단 복제를
금지하며, 이 책 내용의 전부 또는 일부를 이용하려면 반드시 저작권자와
행복나무의 서면 동의를 받아야 합니다.

*책값은 뒤표지에 있습니다. 잘못된 책은 바꾸어 드립니다.

ISBN 978-89-965959-3-9   13510 (종이책)
ISBN 978-11-87089-07-0   15510 (전자책)